Inspiration in 108 Leitsätzen

Matthias Ennenbach

Inspiration in 108 Leitsätzen

Erkennen, verinnerlichen, umsetzen

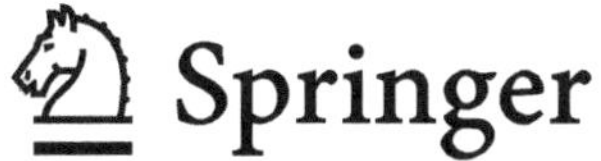

Matthias Ennenbach
Berlin, Deutschland

ISBN 978-3-662-52964-5   ISBN 978-3-662-52965-2   (eBook)
DOI 10.1007/978-3-662-52965-2

Die Deutsche Nationalbibliothek verzeichnet diese Publikation in der Deutschen Nationalbibliografie; detaillierte bibliografische Daten sind im Internet über http://dnb.d-nb.de abrufbar.

Umschlaggestaltung: deblik Berlin

Gedruckt auf säurefreiem und chlorfrei gebleichtem Papier

Springer ist Teil von Springer Nature
Die eingetragene Gesellschaft ist Springer-Verlag GmbH Germany
Die Anschrift der Gesellschaft ist: Heidelberger Platz 3, 14197 Berlin, Germany

Vorwort

Sie lesen in diesem Buch. Warum? Sind Sie vielleicht auf der Suche nach Inspiration? Nach Anregungen für Ihre private oder berufliche Situation? Suchen Sie nach Möglichkeiten, sich selbst und anderen Gutes zu tun? Sich und andere dabei zu unterstützen, sich weiterzuentwickeln, aus alten Mustern herauszukommen, endlich in Frieden zu leben und glücklich zu sein?

Was meinen Sie noch wissen zu müssen, um sich entsprechend Ihren Wünschen weiterentwickeln zu können? Wissen Sie bereits genug? Geht es eher darum, das Wissen endlich umzusetzen, also von der Theorie in die Praxis zu kommen? Dann benötigen Sie vielleicht noch Anregungen für diese Umsetzung?

Sie werden beim Weiterlesen feststellen, dass es hier nicht um reine Wissensvermittlung geht, sondern um die

Beschreibung eines Weges zu sich selbst. Es ist eine Einladung in Buchform, sich der in Ihnen bereits vorhandenen Weisheit zu öffnen – einer Weisheit, die hier in konkreten und nachvollziehbaren Schritten beschrieben wird. Dazu sind nur 108 Sätze nötig.

Mit dieser kleinen Einleitung möchte ich Ihnen gerne vermitteln, dass es nicht notwendig ist, sich lesend möglichst viel Wissen einzuverleiben. Wir müssen nicht immer alles wissen. Manchmal reicht es tatsächlich aus, ein paar wenige, aber dafür grundlegende Dinge zu wissen. Von diesen Dingen handelt dieses Buch.

Seit vielen Jahren bin ich als approbierter und promovierter Psychotherapeut, als Referent, Seminarleiter, in der Ausbildung von Therapeutinnen und Therapeuten und als Achtsamkeitstrainer tätig. Ein Anliegen meiner Arbeit ist es, wissenswerte Inhalte zu Themen der Geistesschulung so zu verdichten und zu konkretisieren, dass sie überschaubar werden und sich leicht aufnehmen und umsetzen lassen. Daraus hat sich eine Art komprimiertes Manual ergeben, das ich Ihnen hier vorstellen möchte.

Es braucht nicht immer Hunderte von Seiten, um etwas zu verdeutlichen. Wenn wir ein wirkungsvolles Prinzip erkannt haben, können wir die zahllosen Details oft vernachlässigen. Mit den folgenden 108 Leitsätzen möchte ich Ihnen einen hilfreichen und gangbaren Mittelweg anbieten: Informationen, Erfahrungswerte und Praxisanleitungen, kurz und bündig auf den Punkt gebracht. Damit unternehme ich den Versuch, ein erprobtes und funktionierendes Prinzip, das unser großes Veränderungs- und Wachstumspotenzial nutzt, so zu vermitteln, dass Sie als Leserinnen und Leser möglichst intensiv davon profitieren können.

Wiegen Sie das Büchlein einmal in Ihren Händen – es ist bestimmt nicht schwer. Geradezu ein Leichtgewicht unter den Büchern. Und es wird auch leicht zu lesen sein, denn es möchte kein hochgestochener intellektueller Diskurs sein. Es verzichtet auf schöngeistiges Philosophieren und Theoretisieren. Dennoch beruht sein Inhalt auf wissenschaftlich geprüften Voraussetzungen und wurde in der Praxis gründlich erprobt. Sie halten also gewissermaßen Erfahrungswerte in den Händen.

Auf diese leichte Art und Weise lade ich Sie zu einer Reise ein, einer Reise in 108 Sätzen, die Sie zu sich selbst führen möchte. Zugleich ist es eine Zeitreise, die Sie zu dem Menschen geleiten will, der Sie in einigen Monaten sein könnten.

Noch ein kleiner Tipp: Sie müssen die 108 Leitsätze nicht sofort vollständig in sich aufnehmen. Lesen Sie sie, und prüfen Sie, ob bei dem einen oder anderen Satz eine innere Resonanz entsteht. Beginnen Sie mit kleinen Dosierungen, und vertiefen Sie lieber einige wenige Sätze, statt zu versuchen, möglichst viel möglichst schnell umzusetzen.

Da Lesezeit immer auch Lebenszeit ist, wünsche ich Ihnen jetzt eine inspirierende Lektüre.

Berlin, Deutschland
im Herbst 2016

Matthias Ennenbach

Inhaltsverzeichnis

Über den Autor

Dr. Matthias Ennenbach (geb. 1963) ist Diplom-Psychologe und approbierter Psychologischer Psychotherapeut und arbeitet seit rund 25 Jahren in klinischen Kontexten, in eigener Praxis sowie als Universitätsgastreferent, Seminarleiter und Ausbilder für Therapeutinnen und Therapeuten (BPT®). Zudem ist er als Ausbilder für Achtsamkeitstrainer (ASST®) tätig und Autor zahlreicher Bücher zum Thema „Buddhistische Psychotherapie". Weitere Informationen (z. B. zu Seminar- und Vortragsterminen und Ausbildungen) sowie die bislang veröffentlichten Titel des Autors finden Sie unter: www.info-bpt.de.

1

Alles, was wir wiederholen, wird sich festigen

Alles fängt damit an, dass wir unsere Möglichkeiten kennenlernen, insbesondere, indem wir verstehen, dass wir uns ändern, dass wir aus Gewohnheitskreisläufen tatsächlich herausfinden können. Wir sind als Menschen nicht so festgelegt wie Tiere. Menschen können sich ändern.

Vielleicht kennen Sie jemanden, der sich scheinbar gar nicht ändert. Das liegt dann wahrscheinlich daran, dass dieser Mensch stetig immer Gleiches wiederholt. Der erste Leitsatz zeigt uns, selbst in seiner Einfachheit, sowohl ein Erklärungsmuster für den Istzustand als auch die Strategie für den zukünftigen Wandel: Alles, was wir wiederholen, wird sich festigen.

Als Erklärungsmuster möchte uns der Satz Trost spenden: Wir sind nicht schlecht, dumm oder gestört, sondern haben einfach nur zu oft ungünstige Dinge wiederholt. Das, was wir für fest in uns erachten, unsere Vorlieben und

© Springer-Verlag GmbH Deutschland 2017
M. Ennenbach, *Inspiration in 108 Leitsätzen,*
DOI 10.1007/978-3-662-52965-2_1

ganz allgemein unser Bild von uns selbst, ist also nur die Summe vieler Wiederholungen. Wir erleben es heute nur deshalb so, weil wir es oft genug wiederholt haben. Der Leitsatz ist aber auch eine Ermahnung, denn er fragt uns nach uns selbst: Was ist es, das Sie ständig wiederholen? Was sind Ihre festen Gewohnheiten? Und als Strategie für den Wandel gibt der Satz uns Hoffnung, denn wir müssen „einfach nur" die „richtigen" Dinge oft genug wiederholen. Insofern enthält der Satz also auch eine Übungsphilosophie. Sie ist zwar einfach, aber die Umsetzung werden wir uns noch genauer anschauen müssen. Und wir benötigen Anregungen im Hinblick auf die Frage, was denn die „richtigen" Dinge sind, die nun wiederholt werden sollten.

Sich neue Dinge anzueignen ist gar nicht so kompliziert, wir müssen sie nur geduldig genug wiederholen. Aber Vorsicht, denn *alles,* was wir wiederholen, neigt dazu, sich in uns zu festigen. Hinzu kommt, dass die neuen Handlungen in Konkurrenz zu alten, soliden Gewohnheitsmustern stehen. Obwohl es also nicht kompliziert ist, so ist es doch auch nicht immer leicht.

Prüfen Sie doch bitte einmal, worin Ihre tagtäglichen Rituale bestehen. Mit jeder Wiederholung können sie sich festigen.

Dieses Prinzip funktioniert übrigens mit Gedanken genauso wie mit Handlungen. Auch hier entstehen Verfestigungen durch Wiederholungen. Und gedankliche Wiederholungen sind leider schon fast die Haupttätigkeit unseres Verstandes geworden. So entstehen schnell Teufelskreise, die sich selbst festigen.

Der erste Leitsatz hält uns also an, auf unsere inneren Muster zu achten und für neue „Wege" offen zu werden.

2

Wir benötigen eine möglichst konkrete Zielvision

Jeder von uns hat Visionen. Hier sind keine Hellsichtigkeiten oder Fantasiegebilde gemeint, sondern Bilder und Ideen für sich selbst und die Zukunft. Wenn Sie über sich nachdenken und sich vorstellen, wie Sie in fünf Jahren leben möchten, dann entsteht eine Vision.

Es gibt natürlich sehr unterschiedliche Visionen. Meistens sind sie von der aktuellen Stimmung abhängig. Also gehen wir manchmal hellen und manchmal düsteren Visionen nach. Und jede Vision begünstigt ein entsprechendes Ergebnis. Wenn Sie eine eher hemmende Vision besitzen, also zum Beispiel davon ausgehen, dass Ihre Zukunft vorherbestimmt ist, oder meinen, dass Sie charakterlich festgelegt sind und keine Chance haben, sich zu wandeln, dann wird die Wahrscheinlichkeit für einen konstruktiven Wandel wesentlich geringer sein. Sie werden weniger experimentierfreudig sein, eher alte Muster wiederholen. Und

© Springer-Verlag GmbH Deutschland 2017
M. Ennenbach, *Inspiration in 108 Leitsätzen,*
DOI 10.1007/978-3-662-52965-2_2

das wird Sie darin bestätigen, dass sich Menschen eben nicht ändern können.

Aber oftmals liegt das Problem nicht nur darin, dass sich immer wieder Negativvisionen einschleichen, sondern auch darin, dass wir selbst nicht aktiv Visionen entwickeln. Das, was Sie heute sind, ist mehr oder weniger ein Zufallsprodukt. Sie haben wahrscheinlich in Ihrem bisherigen Leben immer irgendwie auf das reagiert, was auf Sie zukam. Und das wird auch zukünftig so sein. Wenn Sie keine Vision von sich haben, werden Sie sehr schwer einen Weg finden.

Sie können sich zum Beispiel viel schwerer abgrenzen, wenn Sie keine Vision von sich haben. Nur wenn ein solches Bild vorhanden ist, kann es auch verteidigt werden. Oft liegt die Abgrenzungsschwäche, meist gekoppelt an das Defizit, nicht Nein sagen zu können, nicht an einer generell schwachen Persönlichkeit, sondern an dem Mangel an Visionen von sich selbst, also am Fehlen eines klaren Selbstbilds. Ich möchte Sie gerne dazu anregen, ein Bild von sich selbst zuzulassen, das solide Grundzüge trägt, aber dennoch flexibel ist und offen für Veränderung. Und diese Veränderung hin zu mehr heilsamen Eigenschaften benötigt eine Vision. Ohne Ziel können Sie keinen Kurs bestimmen.

Nehmen Sie sich die Zeit, und beginnen Sie mit der Suche nach Ihrer Vision von sich selbst. Was für ein Mensch möchten Sie sein? Über welche Eigenschaften möchten Sie verfügen?

Als Veranlagung sind diese Eigenschaften in Ihnen, wie in jedem Menschen, bereits vorhanden. Wagen Sie doch einmal ein paar Selbstexperimente, wie Sie sie in den folgenden Kapiteln finden werden.

3

Aus Hilflosigkeit wird Selbstwirksamkeit

Dieser Leitsatz folgt einer stringenten Logik. Sie beginnt damit, festzustellen, dass jede denkbare individuelle Problematik dann besonders schwierig wird, wenn wir sie nicht mehr kontrollieren, steuern oder beeinflussen können. Egal ob Sie unter Ängsten, Depressionen, Burn-out, Sucht, Beziehungsproblemen, Schmerzen, Stress etc. leiden, es ist immer das Maß der eigenen Selbststeuerung, das das Maß des Leidens festlegt. Wenn Sie sich mit Ihrem Problem hilflos fühlen, verstärkt sich das Leiden. Wenn Sie den Eindruck haben, dass Sie es steuern können, lindert dies Ihr Leiden. Es ist also immer die Hilflosigkeit, die eine Situation destruktiv werden lässt. Hilflosigkeit wirkt sich auf unsere psychosomatische Verfassung äußerst negativ aus.

Hilflosigkeit – und damit Kontrollverlust – ist gleichbedeutend mit Stress, denn Stress ist nicht durch viele Belastungen definiert, sondern durch die Kombination

© Springer-Verlag GmbH Deutschland 2017

M. Ennenbach, *Inspiration in 108 Leitsätzen,*

DOI 10.1007/978-3-662-52965-2_3

aus Belastungen und Mangel an Selbststeuerung. Wenn dieser Kombinationszustand erreicht ist, dann verstärken sich die inneren Probleme. Die aus der Hilflosigkeit resultierenden Negativerfahrungen führen zu einer drastischen Verschlechterung des Selbstwertempfindens. So entstehen viele Teufelskreise.

Nun kommen wir zum nächsten logischen Schritt: Die erste Maßnahme in der Therapie oder Beratung sollte das Gegenteil von Hilflosigkeit fördern. Und das Gegenteil von Hilflosigkeit ist Selbstwirksamkeit, also das Empfinden, selbst etwas bewirken zu können. Auch wenn Sie ein großes Problem haben, werden Sie sich nicht so bedroht fühlen, wenn Sie noch den Eindruck haben, dass Sie es selbst steuern oder gar kontrollieren können. Hilflosigkeit sollte also der Erfahrung von Selbstwirksamkeit weichen.

Die notwendigen Prozesse zum Erreichen von Selbstwirksamkeit betreffen die Selbststeuerung. Denn Selbststeuerung führt zu Selbstwirksamkeit. Für die Selbststeuerung ist es hilfreich, ein paar Dinge über das Steuerorgan zu wissen. Damit ist das Gehirn gemeint – ein Organ, das ständig auf Input reagiert, das gewissermaßen nur darauf wartet, dass wir es nutzen. Und so betreten wir den Bereich des Geistestrainings. Alle hier vorgestellten Übungen wirken sich nachweislich intensiv auf unser Gehirn aus und sind bei regelmäßiger Wiederholung in der Lage, es sogar strukturell zu verändern.

Die ersten Grundsätze lauten hier: Vergifte dich nicht selbst mit negativen Empfindungen, Handlungen oder unheilsamem Konsum. Unterlasse Unheilsames und übe regelmäßig Heilsames.

Das sind sehr einfache, aber sehr effektive erste Schritte.

4

Körperhaltung gleich Geisteshaltung und Geisteshaltung gleich Körperhaltung

Dieser Leitsatz deutet ebenfalls sowohl auf eine Übungsphilosophie als auch auf eine Technik hin.

Was die Philosophie betrifft, sollten wir verstehen lernen, dass Körper und Geist untrennbar verwoben sind und auf mancherlei Weise eine Einheit bilden. Wenn unser Körper angespannt ist, dann reagiert unser Geist in der Regel begleitend, also ebenfalls angespannt. Jede Körperregung spiegelt sich im Geist. Ein schlaffer Körper mit hängenden Schultern führt zu einer anderen Geisteshaltung als eine aufrechte Körperhaltung. Und natürlich geht das auch in die andere Richtung: Ein ärgerlicher Gedanke führt unweigerlich zu einer angespannten Körperhaltung.

Erinnern Sie sich an eine Situation, in der Sie sich sehr unwohl gefühlt haben. Wo waren Sie? Wie sah es dort aus? Wenn die Erinnerung da ist, überprüfen Sie bitte Ihren Körper auf Symptome: Wie reagiert Ihr Körper auf diese

© Springer-Verlag GmbH Deutschland 2017
M. Ennenbach, *Inspiration in 108 Leitsätzen,*
DOI 10.1007/978-3-662-52965-2_4

Erinnerung? Beziehungsweise: Wie reagiert Ihr Körper auf Ihren Geist?

Lassen Sie nun die Erinnerung wieder los. Lockern Sie Ihren Körper.

Körper und Geist reagieren als Einheit permanent sowohl auf äußere Reize Ihrer Umwelt als auch auf innere Reize, wie Erinnerungen, Gedanken und Körpersignale.

Prüfen Sie doch jetzt einmal, in welcher Position sich Ihr Körper befindet. Korrigieren Sie ihn noch nicht, sondern spüren Sie, wie sich das wirklich anfühlt. Nach einiger Zeit versuchen Sie eine aufrechtere Körperhaltung einzunehmen: Straffen Sie den Rücken etwas, und korrigieren Sie Ihre Schulter- und Kopfposition. Prüfen Sie wieder, welche Auswirkungen das auf Ihren Geist hat. Ihr Geist reagiert unweigerlich auf Ihre Körpersignale.

Entspannen Sie jetzt Ihre Gesichtsmuskeln ein wenig: Lassen Sie Ihr Gesicht beim Weiterlesen von Wort zu Wort immer weiter erschlaffen, und prüfen Sie wieder, welche Auswirkungen das auf Ihren Geist hat.

Und nun lächeln Sie bitte … Wie reagiert Ihr Geist darauf?

Ihr Geist reagiert auf das, was Ihr Körper macht!

Wenn Sie Ihren Geist in die Gelassenheit führen möchten, dann geht das nicht ohne Ihren gelassenen Körper. Körperhaltung gleich Geisteshaltung und Geisteshaltung gleich Körperhaltung.

5

Ein aufrechter Geist kann sich nur in einem aufrechten Körper halten

Dieser Satz greift noch einmal den vorausgegangenen Leitsatz auf und führt zu einem konkreten Punkt: dem Startpunkt. Die Frage, wo wir beginnen sollen, wird hier mit dem Körper beantwortet. Dieser reagiert einfach deutlich schneller auf Übungen als unser Geist.

Da wir wohl alle eine angenehme Geisteshaltung anstreben, sollten wir daher unbedingt unseren Körper mit seiner höheren Reaktions- und Lerngeschwindigkeit als Startpunkt nutzen. Denn was passiert, wenn Sie einen Gedanken wegschieben möchten? Nehmen Sie nicht auch eine frustrierende Hartnäckigkeit Ihres Geistes wahr? Gedanken lassen sich in der Regel nicht einfach herumkommandieren. Wenn Sie aber Ihren linken Arm etwas drehen möchten, um auf die Uhr zu schauen, dann gehorcht Ihr Körper. Während eine Veränderung des Körpers, zum Beispiel durch Sport, relativ schnell möglich ist, benötigen wir für

© Springer-Verlag GmbH Deutschland 2017
M. Ennenbach, *Inspiration in 108 Leitsätzen,*
DOI 10.1007/978-3-662-52965-2_5

die Veränderung von Persönlichkeitseigenschaften (Geist) bedeutend mehr Geduld.

Bevor Sie sich in irgendeiner Weise engagieren, richten Sie Ihren Körper auf und bringen ihn in eine gute, adäquate Position. Lockern Sie eine zu hohe Anspannung, atmen Sie bewusst, und entspannen Sie Ihre Gesichtsmuskeln. Bei zu geringer Ausgangsspannung erhöhen Sie Ihre Körperspannung etwas. Prüfen Sie, ob und wie sich Ihre Geistesverfassung zu verbessern beginnt.

Wenn Sie sich geistig mies fühlen, dann werden Sie auch miese Körperempfindungen haben. Wir finden hier also eine sehr simple, aber umso effektivere Strategie: Beginnen Sie immer mit Ihrem Körper.

Sie möchten störende Empfindungen lindern? Sie möchten sich entscheiden? Sie möchten heilsamere innere Zustände erfahren und sichern? Sie möchten sich häufiger durchsetzen oder mehr nachgeben? Sie möchten weniger süchtig sein? Sie möchten weniger konsumieren? Sie möchten weniger unsinnige Käufe tätigen? Sie möchten etwas mehr Unabhängigkeit von äußeren Reizen? Sie möchten sich besser verteidigen können? Diese Liste könnte noch seitenweise weiterlaufen. Die Universalantwort auf all diese Fragen lautet: Wenn Sie das wirklich möchten, sollten Sie Ihre Aufmerksamkeit immer zuerst auf Ihren Körper lenken. Sie lernen, unnötige Spannung ab- und notwendige Spannung aufzubauen. Unser Körper dient uns als Freund und Helfer und zudem als Startbasis für alle weiteren Maßnahmen.

Bremsen Sie Ihren Geist also ruhig ein, und lenken Sie Ihren Fokus auf Ihren Körper. Wenn Sie Ihren Körper zu beruhigen lernen, wird auch Ihr Geist zur Ruhe kommen.

6

Wir lernen Entspannung in der Anspannung

Dieser Leitsatz kann uns für eine sehr lange Zeit als allgegenwärtiger Begleiter dienlich sein: Entspannung in der Anspannung. Egal, wie anspannend das Umfeld ist, wir lernen, unseren Körper auch in solchen Situationen zu entspannen. So entwickeln wir geistige und körperliche Entspannung selbst in Momenten der Anspannung.

Wenn Sie aufrecht sitzen und entspannt bis tief in den Bauch atmen, dann ist Ihre Rückenmuskulatur angespannt, ansonsten würden Sie zusammensacken. Gleichzeitig ist Ihr Bauch entspannt, sonst könnte sich die Bauchdecke beim Einatmen nicht wölben. Zur gleichen Zeit ist Ihr Rücken angespannt und Ihr Bauch entspannt. Entspannung und Anspannung sind also keine Widersprüche.

Auf der Körperebene treffen wir diese Zustände gleichzeitig an. Unser Körper zeigt uns also ein interessantes „Geheimnis": Wir können auch in angespannten Situatio-

© Springer-Verlag GmbH Deutschland 2017
M. Ennenbach, *Inspiration in 108 Leitsätzen,*
DOI 10.1007/978-3-662-52965-2_6

nen entspannt bleiben. Unser Körper kann es bereits, und wir sind in der Lage, es zu lernen. Mit Entspannung ist übrigens keine „Liegestuhl-Entspannung" gemeint, sondern eine adäquate Spannung unterhalb der destruktiven Verspannung.

Wenn Sie diesem Leitsatz folgen möchten, dann benötigen Sie eine innere Bereitschaft, aus alten Mustern herauszufinden. Nur zu oft meinen wir, dass wir so empfinden *müssen,* wie wir empfinden, weil uns zum Beispiel die Umwelt gerade nervt. Wir werden geärgert, also „müssen" wir doch ärgerlich werden und uns anspannen.

Wenn Sie in Ihrem Alltag schwierige Situationen erleben, dann sagen Sie sich immer wieder: „Entspannung in der Anspannung." Lockern Sie Ihre körperlichen Spannungen und damit auch Ihre geistigen.

Damit hören Sie auf, nur Marionette zu sein. Realisieren Sie die vielen Möglichkeiten Ihrer Unabhängigkeit.

7

Die entspannte Bewusstheit dient dem Wandel

Entspannung dient dem Wandel. Da wir mit Entspannung aber nur zu oft einen unbewussten Dämmerzustand assoziieren, verwende ich hier mit Bedacht einen alternativen Ausdruck: entspannte Bewusstheit. Wenn wir Anspannung bewusst lindern können, fördern wir den Wandel, der ein Wesensmerkmal aller Dinge ist.

Wenn wir angespannt sind, dann halten wir zwangsläufig auch an dem fest, was jetzt gerade ist. Wir erleben eine Situation zum Beispiel als unangenehm – automatisch verhalten wir uns angespannt. Das geschieht schnell, unbewusst und gewohnheitsmäßig. Und natürlich liefert uns unser Geist die dazu passenden Gedanken, wodurch der Grad der Anspannung nochmals steigt. Unser Verstand versucht sich mit der Situation zu identifizieren, und wir verlieren die kritische Distanz. So entstehen ganz alltägliche Teufelskreise.

© Springer-Verlag GmbH Deutschland 2017
M. Ennenbach, *Inspiration in 108 Leitsätzen,*
DOI 10.1007/978-3-662-52965-2_7

Leider verfestigen wir unangenehme Situationen sehr oft mit diesem angespannten Verhalten, sodass sich die Dinge nicht mehr fließend verändern können.

Wenn wir loszulassen lernen, dann können wir mit mehr Bewusstheit Entspannung spüren. Sobald wir uns lockern, fördern wir Veränderung, denn nun können die Dinge ihren natürlichen Lauf nehmen. Und der natürliche Lauf der Dinge unterliegt dem steten Wandel. Dieses Phänomen der Diskontinuität wird als ein Wesensmerkmal der Natur verstanden, weil es allem innewohnt.

Wir können Dinge nur konservieren, wenn wir Energie aufwenden, etwa wenn wir versuchen, ein Gebäude über die Jahrhunderte zu erhalten, oder, noch drastischer, wenn wir etwas einfrieren. Dafür benötigen wir Energie. Ohne Energie lässt sich nichts konservieren.

Lebendiges lässt sich allerdings nicht konservieren, nur Totes. Alles Lebendige unterliegt dem Wandel. Durch eine veränderte Haltung – hin zu mehr bewusster Entspanntheit – sind wir zunehmend in der Lage, ohne Anstrengung, aber mit etwas mehr Geduld Veränderungen zu beobachten.

Wenn Sie nun denken: „Na ja, das ist schön und gut, aber ...", dann sind Ihr innerer Zweifler und vielleicht auch andere Instanzen in Ihnen aktiv, die gerne kontrollieren und festhalten möchten, die nur wenig Vertrauen aufbauen können. Wir benötigen hier keine gewohnheitsmäßigen Automatismen, sondern einen bewussten Umgang und etwas Experimentierfreude. Aktivieren Sie mal wieder Ihre Neugierde, und wagen Sie ein kleines Selbstexperiment.

8

Unser Geist formt die Welt

Dieser Leitsatz verweist auf unsere große Subjektivität. Ohne gezielte Geistesschulung funktioniert unser Wahrnehmungsapparat – unser Nervensystem mit unserem Geist – nicht wie ein geeichtes Messinstrument. Jede unserer Stimmungen kann unsere Wahrnehmungsfähigkeit trüben.

Wahrscheinlich haben Sie auch den Eindruck, dass wir uns die Welt nicht zurechtformen können, wie es uns gefällt. Dennoch ist der Zustand unseres Geistes entscheidend dafür, wie wir die Welt sehen und wie wir auf sie reagieren. Unser gesamtes Denken, Fühlen und Handeln ist davon abhängig.

Für Verliebte ist die Welt rosarot. Ein Grantler sieht alles grau in grau. Das erscheint uns logisch. Dennoch fällt es uns oft schwer, unsere aktuelle Verfassung einzubeziehen, wenn wir inneren Bewertungsmustern folgen.

© Springer-Verlag GmbH Deutschland 2017
M. Ennenbach, *Inspiration in 108 Leitsätzen,*
DOI 10.1007/978-3-662-52965-2_8

Wir müssen also nicht unbedingt die Welt verbessern, um inneren Frieden zu finden. Es bedarf manchmal „nur" eines Perspektivwechsels, also einer Veränderung unserer geistigen Ausrichtung. Um das zu bewerkstelligen, sprich: den Geist anders auszurichten, benötigen wir wieder die Hilfe unseres Körpers. Eine kleine Lockerung vorhandener Anspannung ist eine wichtige Grundvoraussetzung.

Um den gesamten Prozess zu initiieren, braucht es jedoch auch Einsicht in die Tatsache, dass wir nicht immer richtig liegen. Es bedarf also einer gewissen inneren Stärke, damit wir uns eingestehen können, dass wir selbst es sind, die diese Sicht gerade einnehmen. Zehn andere Menschen würden in dieser Situation vielleicht zehn andere Reaktionen zeigen. Wenn eine Empfindung entsteht, dann ist es immer unsere ganz eigene, ganz persönliche Empfindung. Sie gehört zu uns, und sie gehört uns. Wir sind verantwortlich für das, was uns gehört.

Hier ist also Kritikfähigkeit gefragt. Und diese kann nur aufgebaut werden, wenn das Ego stark genug ist. Menschen mit schwachem Selbstwert können sich kaum selbst kritisch hinterfragen. Es ist ein wenig so wie bei Kindern, die sich mit dem Hammer auf den Daumen hauen und schimpfen „Blöder Hammer!" In der Welt ist aber nicht immer der Hammer schuld. Unser Geist ist es, der die Welt einfärbt. Der Leitsatz „Unser Geist formt die Welt" möchte uns verdeutlichen, wie essenziell ein Geistestraining ist.

9

Es geht nicht darum, sich zu entdecken, sondern darum, sich selbst zu kreieren

Stellen Sie sich einmal vor, Sie würden in einem Café sitzen und dort auf die Person treffen, die Sie in zehn Jahren sein werden. Was soll das für ein Mensch sein? Ich meine hier keine äußeren Attribute, sondern innere Werte und Eigenschaften.

Nehmen Sie sich etwas Zeit, und machen Sie sich ein paar Gedanken darüber, denn diese Frage hat eine gewisse Relevanz.

Das, was Sie heute sind, ist wahrscheinlich mehr oder weniger ein Zufallsprodukt. Ihre Eltern und andere Einflüsse haben Sie geprägt, und im weiteren Verlauf Ihres Lebens haben Sie irgendwie versucht, mit den jeweiligen Situationen umzugehen. Durch Wiederholungen haben sich Eigenschaften verfestigt, die Sie nun fälschlicherweise als Ihren Charakter empfinden.

© Springer-Verlag GmbH Deutschland 2017 **17**
M. Ennenbach, *Inspiration in 108 Leitsätzen*,
DOI 10.1007/978-3-662-52965-2_9

Doch weshalb sollte das auch für Ihre Zukunft gelten? Wieso überlassen Sie es immer noch dem Zufall, was aus Ihnen wird? Natürlich gibt es Unkalkulierbares. Aber das ist kein ausreichender Grund, gleich Ihre gesamten Gestaltungsmöglichkeiten wegzuwerfen.

Wenn Sie Ihre Eigenschaften betrachten und Bilanz ziehen, dann werden Sie feststellen, dass Ihre Persönlichkeit eine veränderliche Zusammenstellung von unterschiedlichen Einzelbausteinen ist. Manchmal sind Sie fleißig, manchmal nicht. Manchmal sind Sie ärgerlich, manchmal nicht. Manchmal sind Sie hilfsbereit, manchmal nicht. Jeder von uns trägt viele unterschiedliche Persönlichkeitsanteile in sich. Es gibt in uns keinen festen Wesenskern.

Das Erkennen unseres Selbst kann also bestenfalls dabei helfen, zu verstehen, dass eine Suche nach einem „Wesenskern" unsinnig ist. Selbstfindungstrips führen immer zu solchen Erkenntnissen.

Dieser Leitsatz möchte uns dazu motivieren, nicht zu lange in der Selbstbespiegelung zu verharren, sondern unseren Geist gezielt zu schulen und unsere Persönlichkeit eigenverantwortlich zu gestalten. Er verweist also eher auf die Zukunft (Wer möchte ich werden?) als auf die Vergangenheit (Wieso bin ich so?).

Es geht nicht darum, sich selbst zu finden, sondern darum, sich zu erfinden! Und dafür müssen wir nicht bei null anfangen. Jeder Mensch trägt alle menschlichen Veranlagungen in sich, und diese können wir gezielt aktivieren.

10
Probleme sind normal

Auch dieser Leitsatz eignet sich hervorragend zum Mantra: „Probleme sind normal." Vielleicht finden Sie, dass dieser Satz auf den ersten Blick banal wirkt. Natürlich sind Probleme normal. Schließlich lassen sich Probleme nie vollständig vermeiden. Ständig gibt es irgendwo ein Problem. So lesen wir diesen Satz, nicken und denken: „Klar, logisch."

Aber obwohl wir diesen Satz als logisch empfinden, haben wir selbst mit so einem kleinen Sachverhalt große Probleme. Wir erleben nämlich Probleme mit Problemen.

Unsere spontanen Reaktionen auf Probleme werden oft von Widerständen geprägt. Wir bemühen uns und möchten, dass sich auch andere bemühen. So sollten sich doch Probleme vermeiden lassen. „Wieso kann die sich nicht einfach mal etwas beeilen?" „Wieso kapiert der nicht einfach, dass …"

© Springer-Verlag GmbH Deutschland 2017
M. Ennenbach, *Inspiration in 108 Leitsätzen,*
DOI 10.1007/978-3-662-52965-2_10

Wir werden hier tatsächlich mit unserem naiven Idealismus konfrontiert. Alles könnte doch so schön sein, wenn nur … Wenn die Welt doch nur ein wenig besser wäre. Wenn wir in Ruhe überlegen, dann erkennen wir den Fehler und begreifen, dass wir und die Welt nicht nach idealistischen Prinzipien funktionieren.

Dieser Leitsatz könnte für Sie zu einer interessanten Übung werden. Setzen Sie sich dafür feste Zeiten, zum Beispiel, indem Sie in den nächsten sieben Tagen jeweils von morgens bis mittags oder von nachmittags bis abends all Ihre Eindrücke von Problemen mit dem Zusatz: „Alles ganz normal" kommentieren.

Es regnet, alles ganz normal. Sie verpassen den Zug, alles ganz normal. Sie müssen an der Kasse lange warten, alles ganz normal. Jemand ist ungerecht und provozierend, alles ganz normal. Sie erwischen mal wieder eine Rotphase, alles ganz normal. Ihr Partner nervt, alles ganz normal.

All das und noch Schlimmeres ist normal. Verwechseln Sie bitte nicht „normal" mit „gut". Wenn ein Problem auftritt, ist das nicht gut – aber eben normal.

Wenn ich Sie auffordere, jetzt an ein sehr bedeutsames persönliches Problem zu denken … fällt Ihnen doch bestimmt eines ein. Sie werden wahrscheinlich auch die individuellen Hintergründe Ihres Problems beschreiben können. Aber ich wette mit Ihnen, dass Ihr Problem dennoch nicht einzigartig ist. Es kam in den letzten tausend Jahren sicherlich schon sehr oft vor, und es wird wohl auch in der Zukunft noch ebenso oft vorkommen. Es ist also ganz normal, Ihr persönliches Problem!

11

Leid ist unvermeidbar, Leiden ist vermeidbar

Wir werden jetzt unsere Probleme in zwei Bereiche zergliedern, und zwar in Leid und Leiden. Mit Leid sind die unvermeidbaren und auch unkontrollierbaren Probleme im Leben gemeint: Wir werden alt, wir werden immer wieder einmal krank, wir werden sterben. Wir erleben Unfälle, Trennungen und tausend andere Dinge. Das sind Fakten, denen wir meist sogar ein Datum zuordnen können. Die meisten dieser Ereignisse sind leider nicht zu verhindern. Wir müssen damit leben lernen. Das ist das Leid.

Der Begriff „Leiden" hingegen benennt unsere Reaktionen auf das Leid, umfasst also den Bereich der körperlichen, emotionalen und gedanklichen Auswirkungen. Es regnet, und wir werden vollkommen nass. Das ist Leid. Dann ärgern wir uns darüber und hadern und lamentieren. Das ist Leiden.

© Springer-Verlag GmbH Deutschland 2017   **21**
M. Ennenbach, *Inspiration in 108 Leitsätzen*,
DOI 10.1007/978-3-662-52965-2_11

Die Probleme, mit denen wir kämpfen, setzen sich also aus den zwei Faktoren Leid (Fakten) und Leiden (Reaktionen) zusammen. Nur zu gerne würden wir die leidvollen Fakten aus der Welt schaffen. Der Chef soll endlich verständiger reagieren, der Partner soll sich endlich zugewandter verhalten, das Wetter soll endlich freundlicher werden, das Auto soll endlich besser funktionieren, der Lottogewinn soll endlich kommen. Die Liste der leidvollen Fakten ist oft recht lang.

Die Frage nach dem Leiden, also nach unseren Reaktionen darauf, ist meist unangenehm, denn sie konfrontiert uns mit uns selbst. Wieso müssen wir so reagieren?

Hier kommen unsere antrainierten Persönlichkeitseigenschaften, Gewohnheitsmuster und unbewussten Neigungen ins Spiel. Unser Ego also. Unser Ego erzeugt unser Leiden!

Mit dieser einfachen Einteilung in Leid und Leiden haben wir eine Idee, wie sich Probleme quasi zerkleinern und aufspalten lassen. Wäre es nicht schon etwas leichter, wenn unser Ego nicht mehr oder zumindest nicht mehr in diesem Maße Leiden hervorbringen würde?

12

Unser Ego bringt unser Leiden hervor

Machen Sie sich bitte noch einmal bewusst, dass hier beschrieben wird, wie unser Ego Leiden, nicht aber Leid hervorbringt. Unser Ego erzeugt keinen Dauerregen (Leid), wohl aber eine genervte Gemütsverfassung (Leiden), wenn wir nass werden.

Unser Ego erzeugt also nicht das unvermeidbare Leid, wohl aber das vermeidbare Leiden. Dieses Leiden betrifft unsere Reaktionen auf Ereignisse. Und die Art und Weise, wie wir reagieren, ist stark abhängig von unserem Ego, das uns einen schier unendlichen Strom von Erwartungen, Bewertungen und Ich-Impulsen einflüstert: Ich denke … ich meine … ich finde … ich möchte … ich will … ich will nicht … ich mag … ich mag nicht …

Besonders die vielen Bewertungen sind interessant. Alles beginnt vielleicht mit der Einteilung in gut/schlecht,

© Springer-Verlag GmbH Deutschland 2017
M. Ennenbach, *Inspiration in 108 Leitsätzen,*
DOI 10.1007/978-3-662-52965-2_12

gefährlich/ungefährlich, darf ich/darf ich nicht etc. Das hat durchaus einen Sinn. Aber unsere Ego-Anteile bauen sich rasch immer weiter aus, und schon bald dominieren sie uns.

Wenn wir erwachsen sind, reißt der Bewertungsstrom nicht mehr ab. Wir sehen etwas, und schon liefert uns unsere innere Stimme die dazu „passende" Bewertung. Und jede innere Stimme drückt einen bestimmten Ego-Anteil aus. Hier finden wir zum Beispiel den inneren Schweinehund, die innere Antreiberin, den inneren Angsthasen oder Kampfhund, aber auch die innere Genießerin oder den inneren Diplomaten. Als Erwachsene verfügen wir über Hunderte solcher Ego-Anteile. Und jeder dieser Anteile spricht mit einer eigenen Stimme – einer Stimme, die bewertet, Ratschläge erteilt oder sogar Kommandos gibt.

Diese innere Problematik wird besonders deutlich, wenn äußere Ablenkungen wegfallen. Setzen Sie sich einmal in einen ruhigen Raum, und vermeiden Sie jeglichen Konsum, also Bücher, Journale, Zeitungen, Smartphone, Fernseher, Internet etc. Essen und trinken Sie nicht. Sitzen Sie einfach nur da. Höchstwahrscheinlich werden Sie sehr schnell mit Ihren inneren Ego-Stimmen konfrontiert. Sie werden merken, dass dies selbst in einer ruhigen Situation wie dieser schwierig genug ist. Wenn dann noch etwas Unangenehmes passiert, wird unser Ego noch problematischer. Innere Strukturen wie unser Ego können und sollen uns eigentlich behilflich sein. Dafür müssen wir sie aber recht gut kennen und steuern lernen.

Wenn Sie diese Ego-Problematik für sich als relevant erkannt haben, dann versuchen Sie bitte nicht, Ihr Ego wie ein strenger Oberlehrer zu unterdrücken. Dadurch fördern Sie nur den Ego-Anteil des inneren Oberlehrers.

Beobachten Sie Ihr Ego stattdessen, wie liebevolle Eltern ihre verrücktspielenden Kinder beobachten. Sobald unser Ego merkt, dass es sich im Licht des Bewusstseins befindet, werden Veränderungen entstehen. Wenn Sie Ihre Ego-Impulse zum Beispiel als Erwartungs- und Bewertungszwänge erkennen und beobachten, werden Sie sie schon durch diesen Prozess der Achtsamkeit lindern können.

13

Alle Dinge dieser Welt bestehen aus vielen kleinen Bestandteilen

Alle Dinge dieser Welt bestehen aus vielen kleinen Bestandteilen. Häuser sind ebenso aus Einzelelementen zusammengesetzt wie Wolken, Berge, Wasser, Feuer, Körper oder auch Gedanken, Erinnerungen und unser Ego.

Diese Analyse möchte nicht schöngeistige Philosophie betreiben, sondern in konkreten Alltagssituationen Klarsicht und Erleichterung bringen. Wenn wir in uns eine Empfindung spüren, dann entsteht oft der Eindruck von etwas Festem: Die große Angst, die tiefe Trauer, die brodelnde Wut oder der brennende Schmerz – all diese Eindrücke können wie ein schwerer Stein bedrücken und endgültig wirken. Eine schlimme ärztliche Diagnose, eine endgültige Absage des Partners oder des Chefs, und von nun an ist alles dunkel. Interessanterweise entsteht der getrübte Blick manchmal auch im Rosafarbton: Wir verlieben uns, wir holen endlich das bestellte und lang

© Springer-Verlag GmbH Deutschland 2017
M. Ennenbach, *Inspiration in 108 Leitsätzen,*
DOI 10.1007/978-3-662-52965-2_13

ersehnte Objekt aus dem Laden. Alles ist schön, und wir gehen davon aus, dass es so bleibt.

Wenn wir aber verstehen, dass alles in dieser Welt aus „Bausteinen" zusammengesetzt ist, können wir tiefer zu akzeptieren lernen, dass nichts stabil ist, sondern alles sich stetig verändert.

Ein schönes praktisches Beispiel liefern uns unsere Empfindungen. Erinnern Sie sich an Ihre letzte große Traurigkeit? Solche Empfindungen wirken oft wie ein einziger schwerer Klotz in uns, aber sie bestehen aus sehr vielen verschiedenen Bausteinen: Herzklopfen, Anspannung, Tränen, Magenproblemen, Trauer, Frust, Reizbarkeit und vielen Gedanken und Bewertungen.

Und natürlich lässt sich jeder dieser Bausteine weiter und immer weiter zerkleinern. So weit, bis vielleicht gar nichts mehr übrig bleibt.

Fragen Sie sich doch einmal, was Ihre Trauer eigentlich zusammenhält. (Kleiner Tipp: Sie finden die Antwort in Leitsatz 12.)

Diese Anregung motiviert Sie vielleicht dazu, sich eingehender mit solchen Themen zu befassen. Dabei bekommen Sie womöglich den Eindruck, dass Sie lange daran arbeiten müssen, um zu spürbaren Veränderungen zu kommen. Hier gilt es jedoch eine wichtige Tatsache zu berücksichtigen, die uns der nachfolgende Leitsatz näherbringen möchte.

14

Unser Leben findet ausschließlich hier und jetzt statt

Wenn Sie für sich Bilanz ziehen, gewinnen Sie vielleicht den Eindruck, dass es noch eine Menge „Baustellen" in Ihnen gibt. Sie denken womöglich, dass noch sehr viel aufzuräumen wäre in Ihrem Herzen oder Ihrem Kopf. Es haben sich so viele Erfahrungen angesammelt, die deutliche Spuren hinterlassen haben.

Viele Menschen meinen, sie seien noch weit entfernt von einer stabilen Gelassenheit, geschweige denn Weisheit. So entsteht schnell der Eindruck von einem langen Weg mit einem fernen Ziel. Vielleicht wird es in zehn Jahren besser sein?

Aber wieso sollte es besser werden? Wodurch? Von alleine wohl kaum. Unser Alltagsbewusstsein ist so sehr durch Automatismen geprägt, dass wir weniger leben, sondern eher funktionieren. Viele von uns befinden sich in

© Springer-Verlag GmbH Deutschland 2017 **29**
M. Ennenbach, *Inspiration in 108 Leitsätzen,*
DOI 10.1007/978-3-662-52965-2_14

einem Fluss, der sie betäubt und schnell durch ihr Leben gleiten lässt. Eine Bündelung unserer Konzentration auf den aktuellen Zeitpunkt hilft sehr gegen unnötige Energieverschwendung durch Grübeleien, Spekulationen, unheilsame Empfindungen und unbewusste Routinen. Das bedeutet, dass wir mit unserem Bewusstsein nicht länger permanent an der Vergangenheit haften und grübeln, was alles schiefgelaufen ist. Und wir erträumen uns auch keine leuchtende Zukunft. Denn unser Leben findet nicht in der Vergangenheit und auch nicht in der Zukunft statt, sondern ausschließlich hier und jetzt.

Aber nicht nur die Vergangenheit und die Zukunft, sondern auch das Hier und Jetzt wird von unserem Geist dominiert. Er bietet uns nämlich für die Gegenwart den „Autopiloten" an. Damit müssen wir einen Großteil der Gegenwart gar nicht mehr bewusst wahrnehmen, weil wir für fast jede Situation einen gelernten Automatismus zur Verfügung haben.

Die erlernbare Kunst besteht darin, sich im Hier und Jetzt *bewusst* einzuwurzeln, um solche Automatismen zu unterbrechen. Mit diesem festen Bewusstsein führen wir dann unsere Übungen durch, damit wir eine bessere Zukunft erleben können.

Eine große Hilfe für das bewusste Verweilen im Hier und Jetzt sind unsere Sinne. Versuchen Sie einmal, sich im Laufe eines Tages sooft es geht zu fragen, was Sie JETZT sehen und hören. Diese beiden Sinneskanäle sind bei den meisten Menschen dominant. Zur Intensivierung Ihres Selbstversuchs können Sie aber auch gerne die Fragen hinzunehmen: Was rieche/fühle/schmecke ich JETZT?

Erzeugen Sie, sooft es Ihnen möglich ist, eine Art von innerer Gravitation, also eine Anziehungskraft, die Sie zu sich selbst und dem gegenwärtigen Moment zieht. Fokussieren Sie Ihren Geist immer wieder auf den Augenblick.

15

Unserem ungeschulten Geist fällt es sehr schwer, im Hier und Jetzt zu bleiben

Die im letzten Kapitel erwähnte ständige gedankliche Beschäftigung mit Vergangenheit und Zukunft ist also nicht Ihr persönliches Problem, sondern anscheinend ein „normaler" Funktionsmodus des menschlichen Geistes. Hier ist aber zu beachten, dass unser Geist nur im unbewussten Gewohnheitsmuster so funktioniert.

Ohne bewusste Achtsamkeit spult unser Geist hauptsächlich gewohnte Muster ab. Er greift auf Routinen zurück. So wird Energie gespart. Der unbewusste Modus ist insofern natürlich und entsteht, wenn wir unseren Geist nicht gezielt schulen. Mit „Schulung" ist hier keine schulische Bemühung gemeint, sondern ein Geistestraining – wie beim Achtsamkeitstraining, bei der Meditation oder vergleichbaren Methoden.

Ein Hauptproblem unseres unbewussten Funktionierens sind unsere schnellen Reaktionen. Unser Gehirn ist so

© Springer-Verlag GmbH Deutschland 2017
M. Ennenbach, *Inspiration in 108 Leitsätzen,*
DOI 10.1007/978-3-662-52965-2_15

entwickelt, dass es möglichst rasch zu einer Entscheidung kommt. Wir erleben etwas und reagieren sofort darauf. Sie sehen ein Seil auf dem Boden und erschrecken sich schneller, als die Erkenntnis, dass es keine Schlange, sondern nur ein Seil ist, in Ihr Bewusstsein dringt. Oder Sie werden provoziert, und Ihr Körper gerät sofort unter Anspannung. Wenn das geschieht, vernebelt sich unser Geist, und wir verlieren den Überblick: „Ich sehe dann rot." Oder: „Es ist, als fiele ich in ein dunkles Loch."

Diese Vorgänge sind seit Langem bekannt, aber die Notwendigkeit von vorsorglichen Gegenmaßnahmen wird in unserer Kultur nicht erkannt. Den meisten Menschen scheint ein reines Funktionieren, meist auf Gewohnheitsmustern basierend, auszureichen. Selbst das Genießen geschieht schon routiniert. Um einen heilsamen Weg einschlagen zu können, müssen wir zuerst erkennen, dass wir etwas ändern *können.* Diese Erkenntnis sollte möglichst tief entwickelt werden: „Ich weiß zutiefst, dass eine Änderung möglich ist." Ihr Steuerungsorgan (Gehirn) führt nicht per se ein Eigenleben. Nur wenn Sie es nicht steuern, wird es selbst aktiv. Das menschliche Gehirn reagiert aber sehr intensiv auf Zuwendung und Input. Es ist immer bereit, sich neuen Dingen zuzuwenden, wenn wir es dazu bringen.

Sie können Ihr Gehirn gezielt schulen und verändern und dadurch auch Ihr Empfinden, Ihre Reaktionen, Ihr Handeln und deren Konsequenzen ändern. Ein weiterer Schritt besteht darin, dass Sie sich klar werden, womit Sie Ihr Gehirn tagtäglich füttern. Erinnern Sie sich: Alles, was Sie wiederholen, wird sich in Ihnen stärken. Reinigen Sie sich, und steigern Sie so Ihre Achtsamkeit und Sensibilität für sich selbst. Menschen, die diesen Weg gewählt haben, beschreiben diesen Prozess auch als „Eintritt in den Strom". Das bedeutet unter anderem, dass nur die ersten Schritte einer besonderen Motivation bedürfen. Wenn wir diese ersten Schritte meistern konnten, entsteht durch die vielen positiven Erfahrungen, die wir dann machen, eine Eigendynamik, eine Art Sog, der uns die nächsten Schritte erleichtert.

16

Die ersten Schritte unseres Engagements dienen der Motivationsklärung

„Motivation" bedeutet hier Änderungsmotivation, also den Willen, sich zu ändern. Es ist eine sehr menschliche Eigenart, dass wir positive Dinge nicht unbedingt *lernen* möchten, wir möchten sie *können*. Es ist also wichtig, die Motivationsfrage möglichst bald zu klären, sonst beginnen Sie, kommen nicht weiter, scheitern und verbauen sich einen wichtigen Weg. Also lautet die zentrale Frage: Wie dringend möchten Sie sich verändern?

Spontan werden Sie wahrscheinlich meinen, dass Sie doch sehr gerne zum Beispiel eine gelassene Grundhaltung in sich verankern würden. Aber eine logische Zusatzfrage lautet: Können Sie sich wirklich ändern? Generell ist dazu jeder Mensch in der Lage, aber wenn Ihre Persönlichkeit instabil ist, werden in Ihnen Selbstschutzmechanismen tätig sein, die einer kritischen Selbstreflexion oder gar einer inneren Umstrukturierung im Wege stehen. Obwohl

© Springer-Verlag GmbH Deutschland 2017
M. Ennenbach, *Inspiration in 108 Leitsätzen,*
DOI 10.1007/978-3-662-52965-2_16

ein Wandel gerade hier besonders wichtig wäre, wird er besonders vermieden. Es gibt also einige Hürden. Aber selbst wenn Sie stabil genug sind, um sich zu ändern, werden Sie gegen innere Programme arbeiten müssen. Unser innerer Apparat ist sehr auf Routine eingerichtet, und sicherlich ist auch Ihr Tagesablauf stark von Gewohnheiten geprägt. Etwas Neues in sich zu festigen benötigt einen kräftigen Schub.

Machen Sie doch einmal einen kleinen Versuch: Halten Sie bitte die Luft an und lesen weiter, ohne zu atmen. Spüren Sie die Stille, die in Ihnen entsteht, wenn die Atmung gestoppt wird? Atmen Sie nicht, und spüren Sie den Druck, der sich langsam aufbaut. Halten Sie die Luft so lange an, wie Sie können. Es kann nun unangenehm werden, und der Drang zu Atmen wird immer mächtiger. Achten Sie genau auf diesen Druck. Erst wenn Sie spüren, dass es kaum noch geht, atmen Sie weiter.

In diesem kleinen Experiment ging es darum, den Drang zu atmen spürbar zu machen. Ihr Wunsch, sich heilsam zu verändern, Ihre Motivation also, sollte annähernd so stark werden wie der Wunsch zu atmen!

Der Vergleich ist sicherlich recht drastisch, aber er ist mit Bedacht so formuliert, um zu verdeutlichen, dass wir mit einer unklaren und „lauwarmen" Motivation keine ausreichende Veränderungsenergie zustande bekommen. Wir benötigen jedoch genügend Energie, um trotz der vielen alten Gewohnheitsmuster neue heilsame Muster zu bilden. Das innere Streben nach Heilung, Wachstum und Weiterentwicklung entspringt gewissermaßen einer tiefen Evolutionskraft in uns. Sie ist es, die einer kleinen Pflanze die Kraft gibt, eine Asphaltschicht aufzubrechen und durch sie hindurchzuwachsen. So gesehen sind also das Bedürfnis zu atmen und das Bedürfnis, aus sich herauszuwachsen, in ihrer Intensität ähnlich.

Wie sehr möchten Sie es wirklich?

17

Du bist perfekt, so wie du bist, aber du solltest dringend etwas ändern

Dieser Leitsatz wirkt wie ein Widerspruch, aber er möchte eine strategische Note offenlegen: Veränderungen können nur konstruktiv angegangen werden, wenn wir eine grundlegende Gutheit in uns spüren. Ein geschwächter Mensch muss sich schützen und stabilisieren, er muss zunächst zu Kräften kommen. Wenn das eigene Sein in einer geschwächten Phase infrage gestellt wird, werden unweigerlich Widerstände mobilisiert. Es bedarf also einer gewissen Stärke, zum Beispiel in Form eines guten Selbstwertempfindens, um sich kritisch hinterfragen und sich wandeln zu können.

Darüber hinaus verdeutlicht dieser Leitsatz, dass wir als Menschen grundsätzlich viel Gutes in uns tragen. Wir sind perfekt – in dem Sinne, dass wir bereits über alles verfügen, was notwendig ist, um uns in jede gewünschte Richtung zu wandeln. Unsere Perfektion bezieht sich also stark

© Springer-Verlag GmbH Deutschland 2017
M. Ennenbach, *Inspiration in 108 Leitsätzen,*
DOI 10.1007/978-3-662-52965-2_17

auf unsere Flexibilität, Anpassungsfähigkeit und unser inneres Potenzial. Wir sind nicht wie Tiere durch Instinkte geprägt und festgelegt, sondern wandelbar.

Diese Dynamik verdeutlicht aber auch, warum leidende Menschen sich nur schwer verändern und warum Leiden oft so lange andauert. Wenn Sie sich sehr labil fühlen und nicht mehr leiden, sondern sich verändern möchten, dann sollte der Weg strategisch aufgebaut werden. Bevor wir uns also um Änderung bemühen, besteht die erste Maßnahme sinnvollerweise darin, dass wir uns erst einmal zu akzeptieren lernen. Wir sind vielleicht nicht besonders gut, aber wir sind auch nicht schlecht. Es ist okay!

Das mag (hoffentlich) logisch klingen, ist in der Umsetzung aber nicht leicht. Schließlich möchten wir alle einen schmerzlichen Zustand so schnell wie möglich ändern. In den Spiegel zu schauen und sich ein Okay zu geben braucht jedoch manchmal etwas Zeit. Sie müssen sich nicht gleich toll finden, aber zumindest okay. Sie sind ein fühlendes Wesen, Sie sind okay.

Eine wichtige Grundstrategie lautet also: Erst stärken, dann losgehen. Erst wenn dies geschafft ist, wenn Sie erkennen, dass Sie nun bereit sind für den nächsten Schritt, sind Sie auch perfekt. Und dann können Sie sich kritischer analysieren und Unheilsames verändern.

18

Es gibt nicht *die eine* Persönlichkeit in uns

Bei diesem Leitsatz können wir sehen, wie sehr manchmal unser spontanes Empfinden und die Realität, die wir durch Analysieren erkennen können, auseinandergehen. Spontan erleben wir uns doch weitgehend als Einheit. Oder waren Sie gestern jemand ganz anderer als heute? Und wahrscheinlich werden Sie morgen früh erwachen und immer noch Sie selbst sein. Wenn Sie jemandem, den Sie gerade kennengelernt haben, von sich erzählen möchten, dann werden Sie bestimmt typische Eigenschaften finden, die es dem anderen ermöglichen, sich ein Bild von Ihnen zu machen. Da gibt es doch wohl etwas in uns, das anscheinend überdauert, das stabil zu sein scheint. „Meine Persönlichkeit" oder „mein Charakter" – das klingt doch nach festen Größen.

© Springer-Verlag GmbH Deutschland 2017
M. Ennenbach, *Inspiration in 108 Leitsätzen,*
DOI 10.1007/978-3-662-52965-2_18

Leider halten diese Ideen keiner wissenschaftlichen Überprüfung stand. Wir Menschen verfügen nicht über einen festen Charakter, eine feste Persönlichkeit und auch nicht über ein festes Ego. In uns existieren Strukturen, also gewachsene Gebilde, dynamische neuronale Systeme, aus denen unsere Ego-Empfindungen hervorgehen. Es gibt tatsächlich nicht *das eine* Ego in uns, sondern nur Ego-Anteile, aus denen sich unsere Persönlichkeit zusammensetzt. Sie kennen sicherlich Ego-Anteile wie den inneren Schweinehund oder Kampfhund, den inneren Angsthasen oder die innere Genießerin, den inneren Grübler oder die innere Perfektionistin, um nur einige wenige zu nennen. Diese Anteile schließen sich, wenn sie häufig gemeinsam genutzt werden, zusammen. So bilden zum Beispiel der innere Angsthase, der innere Zweifler und der innere Pedant eine Allianz, die wir dann als einen (eher unangenehmen) Charakterzug wahrnehmen. Diese Strukturen sind und bleiben allerdings sehr dynamisch, das heißt, sie reagieren auf Stimulation mit Wachstum und gegenseitiger Verknüpfung. Werden sie seltener stimuliert, werden sie schwächer und lösen sich voneinander. So stärken oder schwächen wir unsere inneren Anteile, je nachdem, wie oft wir sie aktivieren.

Mit solchen inneren Mustern gehen wir auf die Welt zu und meinen, alles richtig erkennen zu können und mit unseren Reaktionen immer richtigzuliegen. Schließlich spüren wir es doch ganz deutlich in uns. In Wirklichkeit *schaffen* wir uns jedoch unsere inneren Strukturen, mit denen wir dann die Welt wahrnehmen, bewerten und auf sie reagieren. Die Wandelbarkeit dieser Strukturen zu erkennen ist ein sehr bedeutsamer Schritt. Diese Flexibilität ist wertvoll, weil sie die Basis bietet, auf der wir uns verändern können. Wir sind nicht an eine bestimmte innere Persönlichkeit gebunden; wir sind in der Lage, die eigene Persönlichkeit zu gestalten.

19

Alles ist mit allem verbunden

Auch bei diesem Leitsatz geht es nicht um einen philosophischen Weltanschauungsansatz, sondern um konkrete Hilfestellungen für unseren Weg. Wenn wir leiden, haben wir oft den Eindruck, von der Welt abgeschnitten und getrennt zu sein. Wir fühlen uns einsam und verloren. Wenn wir in dieser Sichtweise ein Symptom für einen getrübten Geist erkennen können, dann müssen wir die gegenteilige Sichtweise, die der Verbundenheit, als ein Symptom für Gesundheit verstehen. Wechselwirkungen, systemische Zusammenhänge und gegenseitige Abhängigkeit sind Wesensmerkmale aller Dinge, sie durchziehen ausnahmslos alles.

Machen Sie doch einfach ein Selbstexperiment: Listen Sie, wenn Ihre Stimmung getrübt ist, Ihre aktuellen Vernetzungen auf. Suchen Sie zum Beispiel nach allen Ursprungsfaktoren der Tasse Tee, die vielleicht gerade vor

© Springer-Verlag GmbH Deutschland 2017

M. Ennenbach, *Inspiration in 108 Leitsätzen,*

DOI 10.1007/978-3-662-52965-2_19

Ihnen steht. Was war nötig, damit Sie diese Tasse Tee in den Händen halten können? Und was war nötig, damit Sie diesen Tee genießen können? Werden Sie sich der Heerscharen von Mitmenschen bewusst, die auf diese Weise an Ihrem Leben teilhaben, die ein bisschen von Ihnen abhängig sind, ebenso wie Sie ein bisschen von ihnen abhängig sind.

Was meinen Sie, woher der Sauerstoff kommt, den Sie jetzt gerade atmen? Wir sind nicht getrennt von der Welt, sondern abhängig von zahllosen Interaktionen. Suchen Sie doch einmal ein Objekt in dieser Welt, das unabhängig von äußeren Einflüssen entstanden ist und sich unabhängig von äußeren Einflüssen erhält. So etwas gibt es nicht. Alles, selbst so luftige Gebilde wie Gedanken und Erinnerungen, hat unzählige Verbindungen zu vorausgegangenen Bedingungen.

Und weil alles mit allem verbunden ist, finden wir sehr viele Ansatzmöglichkeiten für Veränderung, denn über systemische Verbindungen können wir Heilsames schnell verbreiten. Wir können unseren Nachbarn anlächeln oder den Polizisten auf der Straße. Wir können beim Gemüseschälen bewusst vorgehen oder in der Meditation. Auf dieser Basis stehen sogar unsere heilsamen Übungen mit allen Alltagsbedingungen in engem Kontakt. Es gibt keine sinnvollen Trennungen. „Erst die Arbeit und dann das Vergnügen" ist eine unhaltbare Idee. Unsere Arbeit ist untrennbar mit allem verbunden, was unser Sein ausmacht. Trennen Sie nicht künstlich. Suchen Sie nach Verbindungen.

20

Ohne Geistesschulung können wir uns selbst nicht vertrauen

Sicherlich kennen Sie die Aufforderung aus vielen Ratgebern: Vertraue deinen Gefühlen! Oder: Vertraue deinem Bauchgefühl! Oder: Du muss dir selbst vertrauen! Der 20. Leitsatz konfrontiert uns sehr provokativ mit der gegenteiligen Auffassung. Er basiert auf einer Erkenntnis, die uns in unserem Selbstverständnis massiv infrage stellt: Eigenen Emotionen, Gedanken, Empfindungen, Intuitionen, Handlungsimpulsen und Erinnerungen können wir nicht per se vertrauen! Wir können jedoch Techniken erlernen, mit deren Hilfe wir uns wieder selbst vertrauen können.

Ohne eine Geistesschulung funktioniert unser Geist auf der Basis von gelernten Gewohnheitsmustern. Diese sind das Produkt vieler unbewusster Automatismen. Unser Geist ist so voll von diesen Gewohnheitsmustern und unbewussten Abläufen, dass er sehr weit davon entfernt ist, einem geeichten Messinstrument zu ähneln. Das lässt sich

© Springer-Verlag GmbH Deutschland 2017

M. Ennenbach, *Inspiration in 108 Leitsätzen,*

DOI 10.1007/978-3-662-52965-2_20

mit dem Bild einer Schneekugel verdeutlichen: Das Leben und auch unser Innenleben schütteln uns immer wieder ordentlich durch, sodass wir nur noch „Schneeverwehungen" sehen. So ist eine ungetrübte Sicht auf uns und die Welt unmöglich. Das Geistestraining kann unter anderem als ein Vorgang verstanden werden, der dafür sorgt, dass wir diese inneren Schwebeteilchen erkennen, und uns außerdem eine Methode liefert, diese Partikel in den Sinkflug zu bringen.

Ohne eine Geistesschulung bleiben wir innerlich verwirbelt. Das ist so normal, dass wir es oft gar nicht bemerken. In diesem „normalen" Zustand können wir keine bewussten Entscheidungen treffen. Vielleicht meinen Sie, dass Sie sich recht bewusst verhalten und sehr wohl freie Entscheidungen treffen. Überprüfen Sie einmal Ihre momentane Körperhaltung. Wer hat diese Haltung genau so arrangiert? Es sind innere unbewusste Muster. Und wenn dann noch Probleme auftauchen und wir unter Stress geraten, verengen und verfestigen sich diese inneren Muster weiter, und wir werden zu Gefangenen unserer Automatismen.

Durch das sogenannte Heilige Innehalten, das uns im Laufe des Tages immer wieder kurz zur Besinnung kommen lässt, können wir uns angewöhnen, unser Handeln zu überprüfen.

Die Grundlagen des Geistestrainings bestehen in Haltungs- und Atemübungen. Wir werden das im Folgenden genauer betrachten.

21

Wir beginnen mit unseren Bemühungen immer bei uns selbst

Menschen, die leiden, haben meist einen Tunnelblick. Es ist dann nicht mehr möglich, auf ein kreatives Potenzial zurückzugreifen, wir werden eindimensionaler, regredieren auf niedere Funktionsniveaus, werden im Schmerz also manchmal wie Kinder und spulen nur noch unreflektiert meist unheilsame Muster ab. Eine Lösung erhoffen wir uns in so einer Situation oft von außen. Entweder wollen wir Ereignisse ungeschehen machen und tagträumen uns in eine andere Welt, oder wir möchten die Fakten ignorieren oder ändern. Der Partner soll doch endlich einsehen, dass … Der Chef soll endlich mal …

So verständlich und menschlich das Ganze auch ist, so eindeutig und klar ist der Ansatz der „Ersthilfe": Wir beginnen immer bei uns selbst. Es wäre unsinnig, alle Gehwege dieser Welt endgültig von spitzen Gegenständen befreien zu wollen. Es ist aber durchaus möglich, sich Schuhe zu besorgen.

© Springer-Verlag GmbH Deutschland 2017

M. Ennenbach, *Inspiration in 108 Leitsätzen,*

DOI 10.1007/978-3-662-52965-2_21

Selbst wenn äußere Einflüsse noch so auffällig sind, bemühen wir uns immer zuerst um eine innere Klarheit und dann um Funktionsfähigkeit. Nur mit einem geklärten Blick können wir die Qualität unserer Entscheidungen verbessern. Nur wenn wir uns beruhigen können, werden wir auf der Ebene der Fakten und Ereignisse effektiv wirksam sein können. Hier finden wir also eine Strategie und eine Art Ablaufplan: Zuerst erfolgt die innere Stabilisierung, die Klärung, die zur Klarsicht führt. In diesem Zustand reduziert sich die Energieverschwendung deutlich, die durch unser unklares Agieren entstanden ist. So sparen wir spürbar Energie. Es entstehen Empfindungen von innerer Stärke und Klarheit.

Erst dann, mit innerer Klarheit und Geistesruhe, gehen wir unsere Probleme an. Das wird natürlich nicht vermieden. Die Auseinandersetzung mit uns selbst ist nur der Anfang und wird nicht in einer Dauerselbstbespiegelung enden. Wir machen uns lediglich bereit.

22

Der Umgang mit unseren Problemen bleibt flexibel

In vielen Geistestraditionen existiert der Appell: „Überwinde dich selbst!" Oder: „Überwinde dein Ego!" Und ein populärer Slogan besagt: „No ego, no pain."

Vielleicht erinnern Sie sich einmal für einen kurzen Moment an eine für Sie unangenehme Situation … Blicken Sie zurück, und lassen Sie Ihr Unbewusstes nach einer Situation suchen, in der Sie gelitten haben. Wenn Sie sie vor Augen haben, dann fragen Sie sich, wie Sie in dieser Situation wohl empfunden hätten, wenn Sie entweder ganz andere Ego-Anteile zur Verfügung gehabt oder aber sogar zeitweilig gar kein Ego aktiviert hätten. Es könnte ein spannender Selbstversuch werden, sich im Laufe des Tages immer wieder einmal zu fragen: „Was würde ich jetzt empfinden, wenn ich kein Ego hätte?"

So heilsam dieses Vorgehen auch klingen mag, wir müssen hier eine Bedingung im Auge behalten: Für diese

© Springer-Verlag GmbH Deutschland 2017
M. Ennenbach, *Inspiration in 108 Leitsätzen*,
DOI 10.1007/978-3-662-52965-2_22

ungemein hilfreiche Strategie bedarf es einer ausreichenden inneren Stärke. Sie ist deshalb nicht jedem anzuraten. Für einen Menschen mit Selbstwertproblemen ist diese Strategie der Ego-Distanzierung völlig ungeeignet. Hier muss erst ausreichend Ego-Stärke gesichert werden, erst dann darf die Aktivierung des Egos reduziert werden. Bildlich gesprochen: Es fällt sehr schwer, ein Restaurant hungrig zu verlassen; wir können leichter Abschied nehmen, wenn wir satt sind.

Deshalb gibt es für den Umgang mit Problemen auch mehrere Strategien. Die hier vorgestellten vier Möglichkeiten des Umgangs mit Problemen sollten daher immer individuell geprüft werden:

1. Sie können flüchten oder zumindest für Distanz sorgen.
2. Sie können kämpfen und sich konfrontieren.
3. Sie können Ihre Probleme als Lehrmeister ansehen.
4. Sie können den Illusionscharakter Ihrer Probleme erkennen.

Jede dieser Möglichkeiten hat ihre eigene Qualität. Keine ist generell besser als die anderen. Wichtig ist die bewusste Wahl.

Eine weitere Anregung für ein cleveres Vorgehen betrifft den Wechsel der Fragestellung: Statt uns zu fragen, *ob* wir etwas tun oder nicht, könnten wir fragen, *wie* wir es angehen. Hier werden uns viele Lebensbereiche als Übungsfeld angeboten. Kaum eines ist so anspruchsvoll wie der Lebensbereich der Partnerschaft.

23

Wir können uns in Partnerschaften befreit verbinden

Viele Menschen, die an sich „arbeiten", die sich weiterentwickeln möchten, betrachten ihre Lebensbereiche – Gesundheit, Job, Ernährung, Hobbys, Partnerschaft etc. – zunehmend kritisch. Hier schleichen sich dann schnell Idealvorstellungen ein, die einen enormen Druck ausüben können. Immer die richtige Ernährung, die richtigen Übungen, die richtigen Reaktionen – alles muss „richtig" sein. Einerseits verfügt man über eine gute Portion Bewusstheit, andererseits wird der Anspruch an sich selbst auch gerne auf andere übertragen. „Wenn ich mich verändere, warum verändert sich der Partner nicht auch?" „Ist das noch der richtige Partner?" „Wieso ist der nur so stur und unbewusst?!"

So kommt es dann zu einer Phase von Konflikten, die eigentlich gar nicht passen: Wir suchen Frieden, dennoch

© Springer-Verlag GmbH Deutschland 2017
M. Ennenbach, *Inspiration in 108 Leitsätzen,*
DOI 10.1007/978-3-662-52965-2_23

entsteht Streit. Das wird dann als zusätzliches Indiz für eine unpassende Partnerschaft fehlinterpretiert.

Ein Meditationsmeister steht kurz vor der Erleuchtung und sucht daher seinen alten Lehrer auf. Er fragt diesen nach einer letzten Aufgabe, seiner Meisterprüfung, um so seine Erleuchtung abzusichern. Der alte Lehrer schaut ihn an und sagt nur vier Worte: „Such dir eine Frau."

Natürlich sind hier nicht Frauen, sondern Beziehungen an sich als Prüfung und als Lernaufgabe zur Verwirklichung zu verstehen. Schließlich geht es nicht darum, gut zu üben, sondern darum, gut leben zu können. Die Fähigkeit, eine glückliche Beziehung zu führen, ist tatsächlich nichts, was nur Menschen geschenkt bekommen, die eine glückliche Kindheit und tolle Eltern hatten. Es ist auch kein Zufallsprodukt oder Schicksal. Es ist eine Aufgabe, die gelöst werden möchte. Wir wenden viel Zeit und Engagement für unseren Job auf, ebenso bemühen wir uns bei anderen Aktivitäten, aber dann kommen wir nach Hause zu unserem Partner oder unserer Partnerin und meinen, nun Feierabend zu haben. Zu Hause soll alles wie von selbst und harmonisch laufen. Eben automatisch. Wenn man sich liebt, dann sollte es doch einfach und leicht gehen.

Solche und andere Idealismen vernebeln uns den Blick für unsere realen Herausforderungen. Eine befreite Verbindung einzugehen und zu leben erfordert die Bereitschaft, jeden Tag die Übung darin zu entdecken. Das ist keine nervende, sondern eine heilsame und wohltuende Übung, denn schließlich sollen uns Beziehungen nicht glücklich, sondern bewusst machen. Weil wir einander so nah sind, berühren wir einander. Das führt dazu, dass unsere unbewussten Automatismen nicht mehr einfach abgespult werden können. Probleme müssen nicht vermieden, sondern können bewusst genutzt werden. In der Nähe zum Partner können wir aus diesen dumpfen Mustern erwachen.

24

Die Basisübungen bestehen aus Haltung und Atmung und sind die Grundlage aller heilsamen Bemühungen

Jeder Mensch, der damit beginnen möchte, etwas zu ändern, wird ein Bild von sich selbst haben und nach einer Idee suchen, an welcher Stelle er ansetzen könnte. Das wirkt auf viele sicherlich unübersichtlich. Es gibt so viele „Baustellen" – körperliche, psychische und soziale, und all diese Bereiche sind komplex und zugleich alle bedeutsam. Wo also beginnen?

Da Menschen seit Jahrtausenden solche Übungswege beschreiten, gibt es sehr viele Erfahrungswerte. Wir müssen das Rad also nicht neu erfinden. Dieser Leitsatz vermittelt uns die Basisübungen: Haltung und Atmung. Das wirkt vielleicht auf den ersten Blick sehr einfach, aber die weiteren Ausführungen eröffnen durchaus anspruchsvolle Perspektiven. Beginnen wir mit dem Körperaspekt.

Versuchen Sie bitte, Ihren Geist für eine grundlegende, bewährte Anregung zu öffnen: Beginnen Sie jede für Sie

© Springer-Verlag GmbH Deutschland 2017
M. Ennenbach, *Inspiration in 108 Leitsätzen,*
DOI 10.1007/978-3-662-52965-2_24

bedeutsame Handlung mit dem Fokus auf Ihren Körper. Wenn Sie sich entscheiden müssen, wenn Sie sich schlecht fühlen, wenn es Probleme gibt, wenn Sie nach Lösungen suchen: Immer ist es zuerst der Körper, der zu Ruhe und Klarheit geführt werden sollte. Auch hier ist keine „Liegestuhl-Ruhe" gemeint, sondern eine Ruhe, die gleichzeitig konzentrierte Klarheit ist. In einem unruhigen Körper wird immer ein unruhiger Geist wohnen. Wenn der Körper zur Ruhe kommt, kann der Geist nicht nervös bleiben.

Wir bringen Körper und Geist mit zwei ganz einfachen Strategien zu Ruhe und Klarheit. Diese beiden Strategien beziehen sich auf die Körperhaltung und die Atmung. Haltung und Atmung sind grundlegende Aspekte aller Bemühungen.

1. Bringen Sie Ihren Körper in eine aufrechte Sitzposition. Diese Haltung ist für viele von uns schwierig, da wir es gewohnt sind, uns anzulehnen. Entsprechend geschwächt ist unsere Rückenmuskulatur. Deshalb haben wir eine Kultur der Rückenprobleme. Üben Sie also sanft, gehen Sie nie über die Schmerzgrenze. Gewöhnen Sie Ihren Körper langsam daran, sich aufzurichten. Bleiben Sie so lange aufrecht, bis Sie die Spannungen in Ihrem Rücken als unangenehm empfinden, dann lösen Sie die Haltung wieder und lockern die Muskeln. Wenn sich Ihr Rücken wieder okay anfühlt, wiederholen Sie die Aufrichtung. Das ist ein wunderbares Rückentraining und wirkt sich auch auf andere wesentliche Aspekte der Gesundheit aus. Der Zusammenhang zwischen Körperhaltung und Geisteshaltung ist fundamental.

2. Die Atemübung hat zwei Varianten:

- Sie können lernen, sich mit einer Aktivatmung, bei der die Luft in den oberen Brustbereich hineinströmt, zu aktivieren. Diese Form der Atmung stimuliert den Sympathikus des vegetativen Nervensystems und erzeugt Energie in Ihnen.
- Die andere Atemvariante ist die Bauchatmung, bei der die Luft tief in den Bauch strömt, sodass sich beim Einatmen die Bauchdecke nach außen wölbt. Diese Form der Atmung stimuliert den Parasympathikus des vegetativen Nervensystems und erzeugt Ruhe in Ihnen.

Haltung und Atmung sind also die beiden Grundlagenübungen!

25

Das Üben wird immer leichter

Entgegen einigen wundersamen Berichten erfolgen nachhaltige heilsame Veränderungen nicht über Nacht. Lernen benötigt Zeit, da wir auch auf neuronaler Ebene durch Lernprozesse Veränderungen erzeugen. Diese Nervenveränderungen beinhalten ein Wachsen und Ausdifferenzieren von neuronalen Arealen. Wenn Sie jeden Tag Fingerübungen machen, werden die Nervenzellen, die Ihre Finger und Hände koordinieren, wachsen und sich stärker vernetzen. So funktioniert nachhaltiges Lernen. Und wenn dann noch etwas Motivation ins Spiel kommt, werden diese Prozesse von Neurotransmittern, also chemischen Substanzen begleitet, die für nachhaltige Stabilisierung sorgen. Es ist ein Wachstumsprozess. Er benötigt etwas Zeit.

Obwohl das eigentlich jeder wissen oder zumindest ahnen kann, enttäuscht es doch ein bisschen. Es wäre doch so schön, wenn eines Tages ein Wunder geschehen würde …

© Springer-Verlag GmbH Deutschland 2017
M. Ennenbach, *Inspiration in 108 Leitsätzen*,
DOI 10.1007/978-3-662-52965-2_25

Aber so wären wir wieder wie hilflose Kinder. Wir müssen uns selbst auf den Weg machen.

Wenn ein Kind Laufen, Sprechen oder Schreiben lernt, dann benötigt das Zeit. Doch jeder, der so einen Lernvorgang beobachten kann, sieht, dass dieser Prozess, sobald durch geduldiges Wiederholen eine gute Stufe erreicht werden konnte, dem oder der Lernenden tagtäglich leichter fällt.

Wenn Sie mit neuen Übungen beginnen, dann gibt es dafür noch keine Gewohnheitsmuster. Neue, unsichere Aktivitäten treten gegen „alteingesessene" Muster an. Verzagen Sie also nicht, wenn Sie merken, dass der Anfang doch nicht so leicht ist wie erhofft.

Erfahrungsgemäß ist es eine Hilfe, neue Übungen mit alten Ritualen zu verbinden. In Ihrem Leben gibt es sicherlich bestimmte Tätigkeiten, die Sie jeden Tag ausführen. Nutzen Sie einfach die 5 oder 15 min davor, um Ihre Übungen durchzuführen. Auf diese Weise erzeugen Sie nicht nur in der Übungssituation selbst etwas für Sie Heilsames, sondern bewirken zugleich einen Aufbau von Kompetenzen, der sich nach etwa drei bis vier Wochen spürbar bemerkbar machen wird. So schaffen Sie in sich neue Muster, die dann Ihre gesamte Bedürfnislage verändern können. Das Üben bleibt dann nicht länger ein Bemühen, sondern wandelt sich zum Bedürfnis – und fällt deutlich leichter.

So entsteht ein heilsamer Gewöhnungseffekt, der sich mit dem Eintritt in einen Strom vergleichen lässt: Zuerst müssen wir vielleicht etwas paddeln, aber wenn wir die richtige Strömung gefunden haben, unterstützt sie unser Bemühen, und es geht leichter.

26

Alle Empfindungen bestehen aus nur drei Bereichen: Körper, Emotionen, Gedanken

Wenn Sie sich mit sich selbst auseinandersetzen, dann werden Sie wahrscheinlich nicht immer sofort ein klares Bild von sich, Ihren Empfindungen und den Hintergründen haben. Wenn etwas Bedeutsames passiert, erleben wir oft intensive innere Reaktionen. Oder wir haben den Eindruck, dass sich im Laufe einiger Jahre ein großer innerer Ballast aufgetürmt hat. Solche Empfindungen erleben wir oft als schwer und fest: ein großes Problem, eine riesige Wut, überwältigende Angst, bodenlose Trauer oder brennender Schmerz. Aber auch Bereiche, in denen scheinbar alles zum Guten steht, können sich zum Negativen wandeln, und Bedürfnisse oder Sehnsüchte können machtvoll und überwältigend wirken. So vieles kann in uns Verwirbelungen erzeugen.

Insofern ist es eine Erleichterung, zu erfahren, dass ausnahmslos alle unsere Empfindungen zusammengesetzte

© Springer-Verlag GmbH Deutschland 2017
M. Ennenbach, *Inspiration in 108 Leitsätzen,*
DOI 10.1007/978-3-662-52965-2_26

Phänomene sind, die aus den drei Bereichen Körper, Emotionen und Gedanken bestehen. Egal, wie Ihr Problem aussieht, in Ihnen wird es sich nur in drei Bereichen manifestieren:

1. Das Problem erzeugt körperliche Symptome.
2. Das Problem erzeugt emotionale Reaktionen.
3. Das Problem erzeugt gedankliche Reaktionen.

Das ist so weit ein natürlicher Prozess. Leider haben wir keine dieser drei Ebenen wirklich unter Kontrolle, nicht einmal unseren Geist. So entstehen zusätzliche Wechselwirkungen. Unser Geist, der die Gedanken produziert, nimmt zum Beispiel körperliche und/oder emotionale Reaktionen wahr und produziert nun dazu „passende" Gedanken, die in der Regel dazu führen, dass sich der Zustand dramatisiert.

Es wäre ein spannendes Selbstexperiment, bei der nächsten Empfindung einmal diese drei Instanzen zu realisieren und darauf zu achten, dass nichts hinzugefügt wird – keine Gedanken, die zu weiteren Emotionen und Körperreaktionen führen.

Die darauf aufbauende Übung besteht darin, jede der drei Ebenen weiter zu zergliedern:

1. Körperempfindungen könnten zum Beispiel aus Muskelanspannungen, Verdauungsproblemen oder einem Anstieg des Blutdrucks bestehen. Jede dieser Reaktionen können wir nun weiter bis in die Hintergründe verfolgen, aus denen sie sich zusammensetzen.
2. Emotionen können weiter ausdifferenziert werden: Ist es wirklich Wut oder doch eher Zorn oder Ärger? Wo

im Körper ist das zu spüren? Wandert das Empfinden? Welche Qualitäten hat die Emotion? Woher kommt die Wut? Welche Erfahrung steht dahinter?
3. Welche Gedanken entstehen? Wie setzen sie sich zusammen? Woher kommen sie? Wohin gehen sie? In welchen Worten drücken sie sich aus?

So können wir alle Empfindungen zu verkleinern lernen.

27

Wir können uns fundamental wandeln, in jedem Alter

Früher hieß es oft: Einen alten Baum verpflanzt man nicht. Oder: Einem alten Hund bringt man keine neuen Kunststücke bei. Oder: Was Hänschen nicht lernt, lernt Hans nimmermehr. Solche und andere „Weisheitssprüche" dokumentieren ein Menschenbild, das sich durch eine gewisse Altersstarre auszeichnet. Dazu passend zeigen viele ältere Menschen nur noch wenig Interesse für Neues. Sie verreisen nicht mehr oder, wenn doch, dann immer in denselben Urlaubsort. Sie lieben das Vertraute und lehnen Neuerungen ab. Sie reden nur noch mit bestimmten Menschen, und meist wiederholen sich die Themen und Inhalte. Sie kaufen immer dieselben Sachen und essen nur noch bekannte Gerichte. Es gibt einfach nichts Neues mehr in ihrem Leben.

Dieser Interessenverlust ist zwar kein Naturgesetz, kann aber zum Teufelskreis werden. Wenn wir, unabhängig vom

© Springer-Verlag GmbH Deutschland 2017
M. Ennenbach, *Inspiration in 108 Leitsätzen,*
DOI 10.1007/978-3-662-52965-2_27

Alter, aufhören, uns für Neues zu interessieren, und nur noch Altgewohntes abspulen, dann entsteht so etwas wie Pseudodemenz.

Unser Gehirn ist ein Beziehungsorgan. Wie wir leben, so gestaltet sich unser Gehirn. Das menschliche Gehirn ist damit ein Spiegel des Lebens seines „Besitzers" bzw. seiner „Besitzerin". Ein einsames, desinteressiertes Leben führt unweigerlich zu einem „einsamen" Gehirn, in dem Nervenareale weniger verbunden sind. Es kommt zu regelrechten „Löchern". Das Desinteresse oder die Pseudodemenz folgen dem Körper dann wie ein Schatten.

Entgegen den oben zitierten alten „Weisheiten" ist unser Gehirn nachweislich bis zu unserem Tod in der Lage, Neues zu lernen und sich dementsprechend umzustellen und sogar umzubauen. Diese Wandlungsfähigkeit des Gehirns wird Neuroplastizität genannt. Nehmen Sie das tief in sich auf, denn hier finden Sie eine wissenschaftlich abgesicherte Grundlage für Optimismus! Sie müssen es nicht glauben. Wissenschaftliche Erkenntnisse und Naturgesetze müssen nicht geglaubt werden. Sie wurden oft genug überprüft und bewiesen.

Bevor Sie nicht wirklich überzeugt sind, dass Menschen, dass Sie selbst sich fundamental verändern können, sollten Sie keine weiteren Übungen praktizieren, sondern sich zuerst einmal intensiv mit diesem Punkt beschäftigen – so lange, bis Sie ihn wirklich nachvollziehen können. Denn nur mit dem rechten Verständnis können Sie sich motivieren. Wenn Sie zweifeln, zerstören Sie Ihre Motivation. Ohne eine intensiv spürbare Motivation kann keine Veränderung funktionieren.

28

Mit der Zeit des Übens verändert sich alles

Dinge verändern sich. Sie sind heute nicht mehr der Mensch, der Sie zum Beispiel bei Ihrer Einschulung waren. Wenn Sie jetzt das Kind treffen würden, das Sie früher waren, würden Sie jemand Fremdes vorfinden – ein Wesen mit ganz anderen Gedanken, Empfindungen und Bedürfnissen. Und wenn Sie den Menschen kennenlernen könnten, der Sie in zehn Jahren sein werden, dann könnten ebenso überraschende Erfahrungen auf Sie warten.

Als Kind waren Sie, wie alle Kinder, hochgradig abhängig von Ihrem Umfeld. Als Erwachsener sind Sie heute für sich selbst verantwortlich. Dennoch sind Sie ein Mensch, der durch unzählige Zufälle wurde, was er heute ist. Etwas passiert, und Sie reagieren irgendwie darauf. Sie treffen Entscheidungen und leben irgendwie damit. Soll der Mensch, der Sie in zehn Jahren sein werden, auch wieder nur ein Zufallsprodukt sein?

© Springer-Verlag GmbH Deutschland 2017

M. Ennenbach, *Inspiration in 108 Leitsätzen,*

DOI 10.1007/978-3-662-52965-2_28

Auf die Frage, ob sie glauben, ihren Charakter ändern zu können, antworten viele Menschen eher verneinend. Aber es gibt in uns nichts Festes. Unser Charakter oder unsere Persönlichkeit ist lediglich die Summe von sehr vielen Wiederholungen, eine Verfestigung, die nur fest bleibt, solange wir das entsprechende Verhalten fleißig wiederholen. Wenn Sie von sich meinen, dass Sie ein fleißiger Mensch sind, also eine fleißige Persönlichkeit haben, dann müssen Sie immer fleißig bleiben. Sobald Sie nachlässig werden, können Sie nicht mehr behaupten, dass Sie eine fleißige Persönlichkeit besitzen. Wenn Sie neue Übungen wiederholt umsetzen und geduldig dabeibleiben, werden sich diese neuen Elemente in Ihnen festigen. Es werden dann neue innere Strukturen entstehen, mit denen Sie die Welt und sich selbst wahrnehmen, bewerten und lenken. Mit der Zeit – der Zeit Ihres Übens – verändert sich also alles, sogar Bedürfnisse, Empfindungen, Sicht- und Reaktionsweisen.

Es ist sehr wichtig, zu erkennen, dass wir oft nur deshalb weiter leiden, weil ein verrückter Anteil von uns daran festhält. Wenn etwas Konstanz hat, dann deshalb, weil wir uns darum bemühen. Wenn wir etwas konservieren möchten, dann müssen wir dafür Energie aufwenden. Energie aufwenden bedeutet, sich anzustrengen. Wenn wir keine Energie mehr aufwenden, wird der Konservierungsvorgang abgebrochen, und der natürliche Verfall setzt ein. Wenn wir also damit aufhören, an Dingen festzuhalten, und keine Energie mehr auf Grübeln, Hadern etc. verwenden, dann setzt sich der natürliche Verlauf fort. Vermeintlich Festes verändert sich und schwindet. Wir können mit einer loslassenden Grundhaltung einfach beobachten, wie sich die Dinge verändern.

Es ist also nicht immer notwendig, sich anzustrengen, damit sich etwas ändert. Dafür benötigen wir etwas Vertrauen. Aber wenn Sie sich mit dem Naturgesetz der Veränderung vertraut machen, müssen Sie nicht länger blind glauben, sondern können auf ein Naturgesetz vertrauen.

Manchmal kann Anstrengung sogar regelrecht kontraproduktiv sein.

29

Manche Probleme können mit Druck nicht bewältigt werden

Nicht gerade wenige Probleme entstehen dadurch, dass wir Druck erfahren oder Druck selbst erzeugen. Auch die Kombination ist sehr verbreitet. Druck erschafft also Probleme, aber oftmals können wir mit dem gleichen Druck die Probleme nicht bewältigen.

Sie können sicherlich mit hoher Anstrengung in vielen Bereichen Erfolg haben: Sie schwitzen im Fitnesscenter, Sie arbeiten im Job mit Hochdruck und erhalten dafür Anerkennung. Wenn eine unserer Verhaltensweisen Erfolg hat, dann speichern wir sie. Sie wird zu einem dominanten inneren Programm. Und solche Programme erhalten stets Priorität, wenn Probleme auftauchen. Wenn der Feldwebel auf dem Kasernenhof mit Gebrüll sofortige Disziplin hervorrufen kann, wird er diese erfolgreiche Strategie zum Leidwesen seiner Familie auch in jeder anderen Problemsituation aktivieren. Wenn Rauchen Sie beruhigt, werden

© Springer-Verlag GmbH Deutschland 2017
M. Ennenbach, *Inspiration in 108 Leitsätzen,*
DOI 10.1007/978-3-662-52965-2_29

Sie in Stresssituationen rauchen wollen. Wenn Alkohol hilft oder Flucht oder Aggression, wenn Tränen helfen, wird dies wie jede Aktion, die irgendwie funktioniert, innerlich als hilfreiche Methode markiert und lauert fortan auf die nächste Gelegenheit, zum Einsatz zu kommen.

Eine sehr oft erfahrene Realität ist, dass Druck und Anstrengung zu Erfolgen führt und daher auch in neuen Situationen nur darauf wartet, aktiviert zu werden.

Wenn Sie nun mit heilsamen Übungen beginnen, wie Haltungs- und Atemübungen, Meditation, Yoga, Tai-Chi, Autogenem Training etc., dann achten Sie unbedingt darauf, welcher innere Anteil darauf anspringt. Ist es Ihr innerer Helfer oder doch wieder der innere Antreiber, Leistungsmensch und Druckmacher? Es gibt immer diese inneren Anteile, die Anstrengung erzeugen, weil Anstrengung bisher erfolgreich war.

Vielleicht können Sie damit experimentieren und einen inneren Anteil aktivieren, der etwas nachsichtiger mit Ihnen ist. Haben Sie schon Kontakt aufgenommen mit Ihrem inneren Gelassenen, Ihrer inneren Beraterin, dem inneren Therapeuten, Weisen etc.? Falls Sie diese Anteile noch nicht kennengelernt haben, sollten Sie zumindest zur Kenntnis nehmen, dass Sie, wie alle anderen Menschen auch, die Veranlagung auch für diese Anteile in sich tragen.

30

Neue Wege sind oft nicht leicht und müssen wiederholt gegangen werden

Die neuen Wege, von denen ich hier spreche, befinden sich sowohl in Ihrer Alltagswelt als auch in Ihrem Kopf. Wahrscheinlich haben Sie in Ihrer Alltagswelt Ihre gewohnten Wege: Ihren Arbeitsweg, Ihren Weg zum Einkaufen etc. Und wahrscheinlich werden Sie diese Wege nur wenig variieren. Wir sind es gewohnt, die bekannten Wege zu nutzen, gewissermaßen auf Autopilot unterwegs zu sein. Wir könnten diese Wege auch fast blind bewältigen.

Wenn wir uns neue Gewohnheiten aneignen möchten, dann üben wir so lange, bis sich auch in unserem Kopf durch neue Nervenverbindungen ein neues Muster gebildet hat. Dort werden durch Wiederholung aus kleinen Nervenwegen schon bald Nervenstraßen, dann Nervenbundesstraßen und schließlich Nervenautobahnen. Und dieser Prozess benötigt natürlich Zeit, Engagement und Wiederholung, damit er stabil funktioniert. Einmalige

© Springer-Verlag GmbH Deutschland 2017
M. Ennenbach, *Inspiration in 108 Leitsätzen,*
DOI 10.1007/978-3-662-52965-2_30

Spontanaktionen haben also wenig Chancen auf Nachhaltigkeit. Unsere aktuelle geistige Verfassung, unsere Gewohnheiten, unsere Persönlichkeitsneigungen, unsere Sichtweisen und „Geschmäcker" sind nur das Produkt oft wiederholter Muster und funktionieren wie Nervenautobahnen.

Üben wir geduldig neue Dinge und wechseln so unseren Kurs, dann ändern sich in uns selbst für fest gehaltene Strukturen. Wir biegen von der Nervenautobahn ab und beginnen wieder kleine, dünne Wege auszubauen. Relative Festigkeit in uns kann nur für eine Weile Bestand haben und auch nur dann, wenn wir die betreffenden Muster kontinuierlich wiederholen. Und das tun wir oft unbemerkt. Wir haben ein Bild von uns selbst, unser Selbstbild, und das nutzen wir unbewusst als eine Art Richtschnur. Wir wiederholen gerne Dinge, die zu unserem Selbstbild passen, und vermeiden oder lehnen Dinge ab, die scheinbar nicht passen. Aussagen wie „Das passt nicht zu mir" sind also lediglich ein Ausdruck von Widerstand, Anhaftung und Unwissenheit. Immer wenn Sie den Eindruck haben, dass etwas nicht zu Ihnen passt, kastrieren Sie sich selbst und bringen sich um einen Aspekt des Lebens. Natürlich ist es ratsam, ein Selbstbild zu haben, in dem Gewalt und Missbrauch als „nicht passend" erlebt werden. Aber darüber hinaus existieren unzählige nicht problematische Lebensvarianten.

Ob Ernährung, Kleidung, Bewegung, Hobbys, Reaktions- und Herangehensweisen: In allen Lebensbereichen gibt es so viele Varianten. Schneiden Sie nicht zu viele Möglichkeiten aus Ihrem Leben, denn dieser Verengungsprozess entwickelt sich immer weiter, Verengungen werden also immer enger. Wagen Sie Neues. Probieren Sie Ungewohntes. Das ist das Lebenselixier für unseren Geist, wohingegen Eintönigkeit, Routine, Gewohnheitsmuster und die Reduzierung von neuem Input dazu führen, dass in unserem Gehirn nur noch wenige Wege aktiv bleiben. Gehen Sie mal wieder neue Wege!

31

Das Unbewusste macht mit unserem Geist, was die Zeit mit unserem Körper macht

„Das Unbewusste" ist ein viel strapazierter Begriff. Er scheint ein dunkles Reich in uns anzudeuten, das wir nicht kennen. Und sicherlich gibt es viele Herangehensweisen an diesen Begriff. Ich möchte hier eine funktionale Ebene des Unbewussten ansprechen.

So können wir alle gelernten Verhaltensweisen und Muster, die wir verinnerlicht haben, als „das Unbewusste" verstehen. Sie haben einmal gelernt zu schreiben, und wenn Sie Ihre nächste Notiz verfassen, dann schreiben Sie unbewusst, denn wahrscheinlich überlegen Sie nicht, wie das Schreiben funktioniert. Es fließt nur so aus Ihnen heraus. Und genauso geht es Ihnen mit dem Lesen, dem Sprechen und dem aufrechten Gang (falls Sie keine diesbezüglichen Behinderungen haben). Und wenn Sie nun Ihre Tagesabläufe kritisch Revue passieren lassen, dann werden Sie, wie so viele andere Menschen, zu dem Schluss kom-

© Springer-Verlag GmbH Deutschland 2017
M. Ennenbach, *Inspiration in 108 Leitsätzen*,
DOI 10.1007/978-3-662-52965-2_31

men, dass Sie fast nur noch unbewusste Muster abspulen. Wir leben wie im Autopilot-Modus. Welche Körperhaltung Sie jetzt einnehmen, welches Ihr erstes Wort bei der nächsten Begrüßung sein wird, wie Sie das nächste Getränk halten – all dies ist das Produkt von unbemerkt ablaufenden inneren Mustern. Sie bestellen einen Kaffee, unterhalten sich, und „plötzlich" ist die Tasse leer. Sie reißen eine Tüte Cracker auf, schauen einen spannenden Film, und „plötzlich" ist die Tüte leer. Sie sind auf dem Weg nach Hause, und „plötzlich" sind Sie schon da.

Wenn dann noch Probleme auftauchen, werden diese unbewussten Muster noch intensiver genutzt. Wir leben also einen Großteil unseres Lebens, ohne es wirklich zu bemerken.

Zudem konsumieren wir zu viel Fernsehen, zu viel Internet, beschäftigen uns zu viel mit unseren Smartphones etc. Einschließlich unserer Nachtruhe bleibt somit kaum ein Moment des Tages, an dem wir wirklich voll bewusst und ganz präsent sind. Das bedeutet, dass unser Gehirn nur noch Routinen abspult. Und wenn unser Gehirn nichts Neues mehr angeboten bekommt, dann funktioniert es nur noch auf diesen alten, tausendmal genutzten Bahnen. Die Umgebung dieser Bahnen verödet, wird durch Inaktivität mürbe und stirbt ab. So erschaffen wir in uns totes Gelände, das uns selbst zu immer eindimensionaleren Wesen macht. Wir werden geistig und emotional immer flacher. Dieser Zustand gleicht einer Pseudodemenz.

Wenn wir ein glückliches, weil bewusstes Leben führen möchten, benötigen wir keine Automatismen, sondern waches, bewusstes Denken und Handeln. Das ist erlernbar und geleitet uns immer wieder auf erfrischende und verjüngende neue Wege.

32

Isolierte Maßnahmen können auf Dauer keinen nachhaltigen Erfolg sichern

Vielleicht nehmen Sie einige der zurückliegenden oder auch einige der noch folgenden Anregungen als kleine Übungen für sich auf. Womöglich folgen Sie aber bereits einer eigenen Übungstradition wie Yoga, Meditation etc. Wenn wir eine solche Praxis kennenlernen, dann fügen wir sie zu unseren sonstigen Tätigkeiten und Interessen hinzu. Vielleicht haben Sie einen speziellen Termin in der Woche, an dem Sie üben, oder aber Sie beginnen oder beenden Ihren Tag damit. Wahrscheinlich werden Sie feststellen, dass es, gemessen an Ihrem sonstigen Alltag, kleine Übungseinheiten sind. Oder zukünftig werden könnten. In Ihrem Leben gibt es dann Ihren Alltag, und es gibt Ihre Übungen.

Wenn es gut läuft, werden Sie Ihre Übungen vielleicht wie kleine Inseln im Ozean Ihres Alltags erleben – isolierte Einheiten in einem ansonsten alltäglichen und oft mit Anspannung gefüllten Leben.

© Springer-Verlag GmbH Deutschland 2017
M. Ennenbach, *Inspiration in 108 Leitsätzen,*
DOI 10.1007/978-3-662-52965-2_32

Jede Übungspraxis beginnt mehr oder weniger genau so und endet auch unweigerlich auf dieser Basis. Dieses Ende kann zwei Varianten zeigen: Entweder es endet wirklich, und es kommt etwas Neues, zum Beispiel, wenn Sie den Eindruck haben, dass Sie mit der Meditation nicht weiterkommen, und das Golfspielen für sich entdecken. Oder aber Sie treffen eine Entscheidung und vertiefen Ihre gegenwärtige Übungspraxis. Das funktioniert, indem Sie damit beginnen, die kleinen „Übungsinseln" auszudehnen. Wenn wir Heilsames in uns wirklich festigen möchten, dann sollten wir diesem Heilsamen auch eine Chance geben. Wenn Sie nur eine Stunde pro Woche Laufen oder Sprechen geübt hätten, dann wäre wohl nichts daraus geworden.

Sehen Sie es als Experiment: Was passiert, wenn Sie

1. Ihre Übungszeiten etwas ausdehnen,
2. diese Erfahrungen immer mehr in Ihren Alltag integrieren und sogenannte Mikropausen einführen, in denen Sie kleine Bewusstseinsmomente im Alltag erzeugen,
3. unheilsamen Konsum immer häufiger weglassen (dabei geht es nicht um Verzicht, sondern um Heilung, Reinigung und Verbesserung) und
4. immer öfter in ein heilsames Selbstbild hineinschlüpfen?

Seien Sie *jetzt* der Mensch, der Sie sein möchten.

33

Geistestraining umfasst den ganzen Lebensstil

Der Name „Geistestraining" scheint oberflächlich den Geist, also unseren Verstand, in den Mittelpunkt stellen zu wollen, aber das ist nicht zutreffend. Geistestraining betrifft unser geistiges, bewusstes Leben. Schließlich ist der menschliche Geist komplett vernetzt mit seiner Umwelt, er reagiert auf alle Bereiche des Lebens. Es existieren so viele innere Einflüsse, wie zum Beispiel unsere Körperempfindungen, Gedanken, Erinnerungen und Emotionen. Und natürlich reagiert der Geist auch auf alle äußeren Einflüsse. Er ist einerseits die Instanz, die darüber entscheidet, wie wir die Welt wahrnehmen und wie wir auf sie zugehen, er ist andererseits aber auch davon abhängig, welcher Umwelt wir ihn aussetzen. Die systemischen Verbindungen finden ihre Konkretisierung durch das, was wir unserem Geist zumuten. Hier ist insbesondere unser Konsum relevant: Welche Stoffe führen wir uns zu, welchen Input suchen

© Springer-Verlag GmbH Deutschland 2017

M. Ennenbach, *Inspiration in 108 Leitsätzen,*

DOI 10.1007/978-3-662-52965-2_33

wir? Wofür öffnen wir uns? Das Geistestraining ist also kein isoliertes „Kopftraining".

Wenn Sie Ihren Geist so schulen möchten, dass er sich aktivieren oder beruhigen und klären lässt, wann und wo Sie es wünschen, dann wird es an einem bestimmten Punkt Ihres Engagements notwendig sein, Ihren Lebensstil selbstkritisch zu hinterfragen. Es ist sehr unwahrscheinlich, dass Sie Ihr Geistestraining intensivieren und gleichzeitig alle alten Gewohnheiten fortsetzen können. Wahrscheinlich haben Sie Ihren Lebensstil lieb gewonnen. Hier einen kritischen Blick zu riskieren könnte dazu führen, dass es zu Änderungen kommt.

Falls Sie das problematisch finden, könnten Sie als Kompromiss ein Selbstexperiment unternehmen. Setzen Sie sich dafür eine selbst gewählte Frist von ca. vier Wochen, und sammeln Sie in dieser Zeit eigene Erfahrungen. Hier eine kleine Anregung (falls die Liste Ihnen zu lang ist, suchen Sie sich einige Punkte heraus, mit denen Sie Ihren persönlichen Anfang machen):

- Essen und trinken Sie ausgewogen, und achten Sie auf die Auswahl Ihrer Nahrungsmittel.
- Essen und trinken Sie achtsam.
- Ernähren Sie sich vegetarisch.
- Bewegen Sie sich täglich draußen.
- Trinken Sie keinen Alkohol, konsumieren Sie keine Drogen.
- Seien Sie nachsichtig, reden Sie nicht schlecht über andere, lügen Sie nicht.
- Suchen Sie sich heilsame Lektüre, insbesondere für die Abendstunden.

- Gehen Sie mit Ihrem Partner/Ihrer Partnerin und mit Sexualität achtsam um.
- Nehmen Sie nichts, was Ihnen nicht gegeben wurde.
- Konsumieren Sie wohldosiert (Fernsehen, Shopping, Internet etc.).

Dieses Experiment hat den Sinn, dass Sie selbst prüfen können, was mit Ihnen passiert, wenn Sie diese Punkte umsetzen.

34

Beende deine Selbstvergiftung

„Selbstvergiftung" ist ein recht starker Ausdruck, der womöglich erst einmal Skepsis hervorruft. Sie könnten meinen, dass Sie doch schon tot wären, wenn Sie sich wirklich selbst vergiften würden. Aber die *Dosis* macht das Gift. Etwas „tricky" ist der Sachverhalt, dass nicht nur Heroin oder Arsen giftige Substanzen sind. Im Prinzip kann, in Abhängigkeit von der Dosierung, fast jede Substanz, jede Handlung und jeder Gedanke giftig wirken.

Einige Dinge übertreiben wir, und so entsteht in uns Gift. Andere, tatsächlich giftige Substanzen konsumieren wir und wundern uns dann manchmal, dass der Körper das immer noch mitmacht. Selbstvergiftung beginnt bei zu starker Passivität und Lethargie, zu einseitiger Ernährung, zu vielen Genussgiften wie Alkohol, Nikotin etc., zu vielen Gewaltszenen in den Medien, zu vielen unheilsamen Gedanken und Äußerungen, zu vielen Konsumgütern. Zu viel Input.

© Springer-Verlag GmbH Deutschland 2017
M. Ennenbach, *Inspiration in 108 Leitsätzen,*
DOI 10.1007/978-3-662-52965-2_34

Es erscheint logisch, diese Selbstvergiftung zu beenden, wenn wir Heilung erreichen möchten. Geduldig regelmäßig zu üben und dann mit unheilsamen Gewohnheiten weiterzumachen kommt der Selbstsabotage gleich. Erst zum Yoga oder zur Meditation zu gehen und danach zum „Abfeiern" erscheint unsinnig. Verstehen Sie solche Anregungen nicht als Spaßbremse, sondern als Inspiration für mehr Bewusstheit.

Es ist lohnenswert, unsere Gewohnheitsmuster zu beleuchten und auf mögliche selbstverletzende oder selbstvergiftende Tendenzen zu untersuchen. Wenn wir dann noch unseren Körper achtsam umsorgen und lernen, unsere Gedanken zu lenken, dann erzeugen wir eine enorm wirkungsvolle heilsame Dynamik in uns und um uns herum.

Sie haben bereits einen großen Schritt getan, wenn Sie bestimmte Konsumhandlungen als Selbstvergiftung identifizieren können. Sobald Sie die angenehme Wirkung spüren, die entsteht, wenn wir Selbstvergiftungen unterlassen und Heilsames fördern, werden diese Erfahrungen Ihre Perspektive ändern können. Dann werden Sie Begriffe wie „Verzicht" nicht mehr sinnvoll finden. Schließlich „verzichten" Sie ja auch nicht darauf, Ihren Kopf gegen die Wand zu schlagen.

Damit Sie nicht in eine bittere Verzichtshaltung rutschen, sei zudem daran erinnert, wie schnell sich positive Effekte zeigen werden. Wenn Sie Unheilsames reduzieren oder gar aufgeben, werden erst einmal „Löcher" entstehen. Diese erzeugen meist einen Spannungsbogen, den Sie etwas abmildern können, indem Sie entstandene „Löcher" mit Alternativen füllen. Überlegen Sie, welcher Ersatz funktionieren könnte, wenn Sie etwas Unheilsames weglassen.

35

Stoppe Unheilsames und fördere Heilsames

Hier wird ein wichtiger Aspekt der vorausgegangenen Überlegungen herausgegriffen und unterstrichen, nämlich, dass es nicht ausreicht, nur Probleme zu eliminieren, also zum Beispiel Selbstvergiftung zu stoppen. Sich nur mit Negativem zu befassen führt oftmals in eine Negativverhärtung, das Selbstbild färbt sich weiter ins Negative.

Negatives zu unterlassen schafft noch lange nichts Positives. Schließlich ist Gesundheit mehr als nur das Fehlen von Krankheit. Wahrscheinlich möchten Sie selbst auch mehr für sich, als nur nicht krank zu sein. Nur Unheilsames zu unterlassen kann schnell in eine Vermeidungs- und Abwehrhaltung führen, die uns dann gewissermaßen Schritte rückwärts machen lässt. Wenn Sie weit springen möchten, ist das gut, aber irgendwann ist es wieder wichtig, Schritte nach vorne zu machen und aktiv zu werden.

© Springer-Verlag GmbH Deutschland 2017
M. Ennenbach, *Inspiration in 108 Leitsätzen,*
DOI 10.1007/978-3-662-52965-2_35

Sie wünschen sich positive Empfindungen, und die entstehen nicht dadurch, dass Sie versuchen, Ihre unheilsamen Empfindungen zu lindern. Wenn Sie etwas Heilsames erreichen möchten, dann sollten Sie die in Ihnen schlummernden Veranlagungen dazu aktivieren. So kann zum Beispiel Achtsamkeit nur entstehen, wenn Sie Achtsamkeit aktiv üben.

Wir haben es hier also mit einer Doppelstrategie zu tun: Stoppe unheilsame Impulse und fördere heilsame Aktivitäten. Dieser Leitsatz ist leicht zu verstehen, aber nicht leicht umzusetzen. Denn was genau sind unheilsame und was sind heilsame Impulse? Generell ist es hilfreich, alles zu überprüfen, was Sie tagtäglich wiederholen. Erinnern Sie sich an den Leitsatz: Was wir wiederholen, wird sich in uns festigen. Das sollten wir kritisch prüfen.

Lernen funktioniert also immer in beide Richtungen: Wir können sowohl Heilsames als auch Unheilsames in uns festigen. Erfahrungsgemäß ist es hilfreich, sich dieses Thema genauer anzuschauen und transparent zu machen. Erstellen Sie eine Plus-minus-Tabelle: Links listen Sie ein paar Ihrer unheilsamen, rechts einige Ihrer heilsamen Gewohnheiten auf. Im nächsten Schritt suchen Sie sich ein oder zwei Dinge auf der linken Seite aus, die Sie ab heute unterlassen wollen, und ein oder zwei Dinge auf der rechten Seite, die Sie ab heute umsetzen möchten. Kleinschrittig werden Sie sicherer vorankommen.

36

Für jede erdenkliche Eigenschaft besitzen wir die Veranlagung

Dieser Leitsatz ist ein Ausdruck der berechtigten Hoffnung. Er zeigt uns, dass wir alles erreichen können, was wir für uns erreichen möchten. Es gibt in der Potenzialentfaltung kaum Grenzen. Natürlich können Sie noch so lange und so kräftig mit den Armen rudern und werden doch nie eigenständig vom Boden abheben und fliegen. Und zwar deshalb nicht, weil wir dafür keinerlei Veranlagung besitzen. Wenn Sie aber Eigenschaften wie Achtsamkeit, Weisheit, Mitgefühl, Gelassenheit oder inneren Frieden interessant finden und gerne erlernen möchten, dann sieht die Sache schon ganz anders aus. Denn dafür besitzt jeder Mensch die Veranlagung.

Wäre es nicht wünschenswert, in sich ein solides Maß der eben genannten Eigenschaften zu fördern und zu sichern? „Ja, das klingt verlockend, aber …" Schnell meldet sich in uns eine Stimme, die „Aber!" ruft. Können

© Springer-Verlag GmbH Deutschland 2017

M. Ennenbach, *Inspiration in 108 Leitsätzen,*

DOI 10.1007/978-3-662-52965-2_36

wir das wirklich schaffen? Oder ist eine solide Gelassenheit nicht genauso utopisch wie der Wunsch, fliegen zu können? Der entscheidende Aspekt wurde schon kurz erwähnt: unsere Veranlagungen.

Geben Sie nicht zu schnell auf. Es gibt in uns zu viele hemmende Stimmen: „Ob das bei mir wirklich funktioniert?" „Das schaffe ich doch gar nicht." „Das habe ich noch nie gekonnt." „Das passt gar nicht zu mir." Es ist enorm hilfreich, wenn Sie ein offeneres Selbstbild zulassen können. Wenn Sie Ihre Selbstdefinition nicht zu eng setzen, indem Sie sie mit lauter Dingen begrenzen, die scheinbar für Sie nicht passen. Gestehen Sie sich ein, dass Sie als Mensch über ein enormes Potenzial verfügen – ein Potenzial, dass Sie aktuell womöglich nur zu 10 % ausschöpfen.

Jede erdenkliche menschliche Eigenschaft und Verhaltensweise ist in jedem Menschen angelegt. Wir alle haben Nervenareale, die darauf warten, für die jeweilige Eigenschaft, Tätigkeit oder Verhaltensweise aktiviert zu werden. Die Eigenschaften von Gandhi, Martin Luther oder Martin Luther King, von Mutter Theresa, aber leider eben auch von Hitler und Stalin stecken in jedem Menschen. Auf der Suche nach Himmel und Hölle werden wir in uns auf jeden Fall fündig.

Es ist also sehr bedeutsam, welche Veranlagungen in uns gestärkt werden bzw. welche Sie endlich eigenverantwortlich zu stärken und welche Sie zu schwächen beginnen. Sie müssen nie bei null anfangen. Es ist alles bereits da, wir müssen es nur noch geduldig wiederholen.

37

Achtsamkeit ist eine menschliche Veranlagung, die wir alle besitzen

Dieser Satz möchte den vorausgegangenen Leitsatz in Bezug auf das Phänomen der Achtsamkeit konkretisieren.

Achtsamkeit wird mittlerweile so oft erwähnt, diskutiert und als Appell verstanden, dass Sie vielleicht öfter überlegen, wie Sie selbst dazu stehen, welchen Zugang Sie dazu haben und ob Sie Achtsamkeit wirklich in sich festigen können. In diesem Zusammenhang werden oftmals hohe Erwartungshaltungen und Ansprüche an die eigene Person gestellt. Achtsamkeit könnte als permanente Bewusstheit verstanden werden. Und spätestens dann entsteht die Frage in Ihnen, ob Sie das wirklich jemals einlösen können. Ob überhaupt jemand das einlösen kann. Womöglich meinen Sie, dass eine durchgängige Achtsamkeitshaltung nur in einem Kloster umsetzbar sei.

An dieser Stelle erscheint es sehr ratsam, sich nochmals auf die wissenschaftlichen Grundlagen zu besinnen: Wir

© Springer-Verlag GmbH Deutschland 2017

M. Ennenbach, *Inspiration in 108 Leitsätzen*,

DOI 10.1007/978-3-662-52965-2_37

Menschen besitzen für alle erdenklichen menschlichen Eigenschaften alle nötigen Veranlagungen. Mag sein, dass einige von uns mit schon „gekeimten" Veranlagungen starten konnten. Sie hatten eben günstige Bedingungen. Aber das ist nur eine kleine Starthilfe. Für die Langstrecke hat das keine Aussagekraft. Schließlich kann nicht jeder sein Talent auch nutzen. Achtsamkeit ist eine Eigenschaft, für die wir alle die Veranlagung mitbringen und die wir deshalb „nur" regelmäßig „füttern" müssen. So entmystifizieren wir Achtsamkeit und holen sie von ihrem Sockel herunter in unseren Alltag.

Ergründen Sie, was für Sie das Phänomen Achtsamkeit ausmacht, konkretisieren Sie, was für Sie achtsames Verhalten ist. Und dann wiederholen Sie diese Verhaltensweisen, sooft es Ihnen möglich ist. Dadurch „füttern" Sie Ihre Veranlagung zur Achtsamkeit. Es wird der Zeitpunkt kommen, an dem Sie Ihre innere Veranlagung so weit kultiviert haben, dass sie zu einer stabilen inneren Eigenschaft heranreifen konnte. Der nachfolgende Leitsatz liefert Ihnen dazu noch einige Anregungen.

38

Achtsamkeit bedeutet Einsicht in unsere körperlichen, emotionalen und gedanklichen Vorgänge

Der Begriff „Achtsamkeit" ist mittlerweile so populär, dass er einschätzbar scheint. Wahrscheinlich haben auch Sie eine eigene Definition oder wissen, was Achtsamkeit für Sie selbst bedeutet. Dennoch ist es immer hilfreich, einen oft benutzten Begriff klar zu definieren. Diese Definition ist kein Selbstzweck, sondern dient einem besseren Verständnis, einem leichteren Zugang, einer nachhaltigeren Verinnerlichung und dann einer einfachen Umsetzung. Die Philosophie und die Techniken dieser strukturierten Vorgehensweise basieren auf einem aktuellen Achtsamkeitsverfahren, der Achtsamen Selbststeuerung (ASST). Und das Verfahren der ASST wiederum basiert auf der Integration östlicher Lehren, die neurowissenschaftlich und im therapeutischen und beraterischen Kontext seit vielen Jahren überprüft und abgesichert werden konnte.

© Springer-Verlag GmbH Deutschland 2017 **97**
M. Ennenbach, *Inspiration in 108 Leitsätzen*,
DOI 10.1007/978-3-662-52965-2_38

Hier ist nun die Quintessenz der ASST als Definition und Strategie für Achtsamkeit: *Achtsamkeit entsteht durch die Einsicht in unsere körperlichen, emotionalen und gedanklichen Abläufe.*

Der Begriff der Achtsamkeit bezieht sich hier auf eine Einsichtsmethode, die wir nacheinander auf drei Ebenen einsetzen: erstens auf der körperlichen, zweitens auf der emotionalen und drittens auf der gedanklichen Ebene. Diese Methode hat also eine Stufenfolge und zeigt uns, was wir auf jeder einzelnen Stufe zu tun haben. Sie funktioniert so, dass wir anfangs die Entstehungsfaktoren und dann die Auflösungsfaktoren körperlicher Symptome betrachten. Diese Phänomene werden von innen und von außen auf eine bestimmte Weise betrachtet, ohne daran anzuhaften. Danach betrachten wir die Entstehungs- und die Auflösungsfaktoren emotionaler Symptome, ebenfalls von innen und von außen, ohne daran anzuhaften. Auf der dritten Stufe betrachten wir die Entstehungs- und die Auflösungsfaktoren unserer Gedanken. Auch diese Phänomene werden von innen und von außen betrachtet, ohne daran anzuhaften.

Die drei Ebenen Körper, Emotionen und Gedanken sind in dieser Rangfolge geordnet. Bevor wir uns also zum Beispiel darum bemühen, unsere überbordenden Gedanken zur Ruhe zu bringen, wenden wir uns immer unserem Körper zu. Erst danach betrachten wir emotionale und erst danach gedankliche Aktivitäten.

Mit dieser recht simplen Abfolge können wir in der ASST Achtsamkeit sogar durch eine Formel darstellen und knapp und exakt definieren: $A = E \times K\,E\,G$. Achtsamkeit (A) entspricht der Einsicht (E) in körperliche (K), emotionale (E) und gedankliche (G) Abläufe.

39

Die Universalstrategie lautet: Bringe immer zuerst deinen Körper in eine adäquate Verfassung

Der vorausgegangene Leitsatz hat gezeigt, dass wir Achtsamkeit mittels Einsichtsfähigkeit über die drei Etappen Körper, Emotionen und Geist in uns stabilisieren können. Falls Ihnen das manchmal zu viel ist, die Zeit nicht ausreicht oder es aus anderen Gründen nicht passt, bietet Ihnen dieser Leitsatz die Möglichkeit, das Achtsamkeitsverfahren zu verkürzen. Konzentrieren Sie sich auf die erste der drei Stufen der Achtsamkeit (Körper, Emotionen und Geist), also auf die körperliche Ebene.

Auch wenn es in uns ein Wirrwarr von Empfindungen gibt, die natürlich immer aus körperlichen, emotionalen und gedanklichen Anteilen bestehen, richten wir unsere volle Aufmerksamkeit auf den ersten und grundlegendsten Aspekt: unseren Körper. Das Achtsamkeitstraining ist ein zentraler Baustein des *Geistes*trainings, und dennoch sind die körperlichen Aspekte von großer Bedeutung. Wie

© Springer-Verlag GmbH Deutschland 2017 **99**
M. Ennenbach, *Inspiration in 108 Leitsätzen,*
DOI 10.1007/978-3-662-52965-2_39

ein Mantra können wir uns den Satz einprägen: Beginne immer mit deinem Körper.

Sie können in jeder Situation immer zuerst Ihre Körperempfindungen wahrnehmen – möglichst ohne sie zu bewerten. Ein sehr wirkungsvoller Zugang zu unserer Körperlichkeit ist die Atmung. Beobachten Sie also möglichst oft Ihren Atemfluss. Ist er ruhig oder angespannt? Das sind oft schon wesentliche Informationen. Natürlich schleichen sich daraufhin weitere Bewertungen ein. Nehmen Sie sie zur Kenntnis, und lindern Sie diesen Zwang wohlwollend.

Vielleicht wagen Sie für ein paar Tage ein Selbstexperiment und prüfen, wie sich das anfühlt und welche Veränderungen dabei entstehen.

Zum weiteren Vorgehen gehört, neben der Wahrnehmung der Atmung, die Wahrnehmung unserer jeweiligen Körperhaltungen und des Ausmaßes unserer körperlichen Anspannung. Nehmen Sie wahr, wie Sie gehen, stehen, sitzen und liegen. Natürlich achten wir auch auf eine adäquate Ernährung, auf ausreichende Körperpflege, genügend Erholung und Schlaf. Werden Sie sich Ihres Körpers bewusst, hören Sie auf seine Signale, nehmen Sie Kontakt auf. Er ist schließlich keine Biomaschine, die Sie durchs Leben trägt und immer nur schluckt, was Sie ihr zumuten.

Wenn Sie Ihren Körper zu beruhigen lernen, dann wird Ihr Geist dem nichts entgegenzusetzen haben, denn es ist unmöglich, in einem ruhigen Körper angespannten Gedanken nachzugehen. Und der menschliche Körper ist einfach leichter zu beruhigen als der menschliche Geist.

Unser Körper zeigt uns unsere Möglichkeiten und Grenzen. Er führt uns auch an unser Ende, wenn wir sterben.

Gehen Sie, so oft Sie die Möglichkeit haben oder die Notwendigkeit spüren, in sich, und nehmen Sie Ihren Körper wahr. Achten Sie auf Ihre Atmung und auf mögliche Signale wie zum Beispiel Anspannung. Lindern Sie solche Spannungen sanft, richten Sie Ihren Körper auf, und atmen Sie bewusst.

40

Das Heilige Innehalten erleichtert es unserem Bewusstsein, in unseren Alltag hineinzuströmen

Eins der zwei bedeutsamen Elemente unserer Praxis sind die mehrminütigen Übungen, die wir ein- oder zweimal täglich umsetzen. Aber das Ziel besteht nicht darin, zweimal am Tag tolle Übungen zu absolvieren, sondern, und das ist das zweite Element, deren Effekte in den Alltag zu tragen und uns damit zu verwirklichen. Diese Umsetzung erfolgt durch sogenannte Mikropausen, kleine Bewusstseinsmomente im Alltag. Ein etwas älterer Begriff für diese Mikropausen ist das „Heilige Innehalten", was den Vorgang eigentlich sehr schön umschreibt.

Als kurze Unterbrechung des Alltags ist das Heilige Innehalten vor allem eine Unterbrechung unserer geistigen Routinen und Handlungsgewohnheiten. Wir werden uns also in erster Linie dessen bewusst, was jetzt gerade da ist. Eine Unterbrechung unseres Tuns ist dafür oft gar nicht

© Springer-Verlag GmbH Deutschland 2017
M. Ennenbach, *Inspiration in 108 Leitsätzen,*
DOI 10.1007/978-3-662-52965-2_40

notwendig, auch wenn es durch die Bewusstwerdung oft zu kleineren Korrekturen kommt.

Experimentieren Sie mit dem Heiligen Innehalten. Prüfen Sie gerne, wie es auf Sie wirkt. Vielleicht setzen Sie sich dazu anfangs eine Frist, während der Sie, sooft es geht, kurz innehalten, einmal bewusst durchatmen und vielleicht kurz lächeln, um Ihre Gesichtsmuskeln zu lockern. Dann können Sie eine kleine Haltungskorrektur vornehmen. Und schon geht es – nach nur wenigen Sekunden – weiter.

Jede Wiederholung stärkt dieses neue Gewohnheitsmuster. Und schon bald werden Sie in einer Stresssituation zuerst innehalten, sich bewusst machen, was jetzt da ist, und dann womöglich etwas bewusster reagieren.

Um dies umzusetzen, müssen wir uns im Laufe des Tages recht oft daran erinnern. Neue Verhaltensweisen stehen immer in Konkurrenz zu alten festen Gewohnheitsmustern, deshalb werden sie häufiger vergessen oder gehen gar unter. Wir benötigen also Erinnerungshilfen. Suchen Sie sich persönliche Erinnerungshilfen, die für Sie funktionieren. Das können eingespeicherte Klingeltöne oder Pop-ups sein, kleine Post-its, ein Gummiring am Handgelenk, eine Postkarte am Kühlschrank oder irgendetwas anderes. Es muss nur zwei Wochen lang funktionieren, denn danach haben wir es schon ein bisschen verinnerlicht.

41

Am Anfang steht die Abhängigkeit

Das Lebensgefühl sehr vieler Menschen ist durch Abhängigkeiten geprägt. Wir fühlen uns nicht wirklich frei. Es gibt so viele Notwendigkeiten, Sachzwänge, Fakten, Eingrenzungen und Abhängigkeiten. Viele davon kommen von außen auf uns zu, andere erschaffen wir selbst durch unsere Sehnsüchte, Begehrlichkeiten, Bedürfnisse und andere menschliche Verrücktheiten. Diese Sachlage basiert auf sehr mächtigen Empfindungen. Sie sind mächtig, weil sie auf prägenden Erfahrungen gründen. Als Kinder sind wir nämlich alle maximal abhängig. Eine gelungene Persönlichkeitsentwicklung könnte ein Weg aus der Abhängigkeit in die zumindest relative Unabhängigkeit sein, aber dieser Weg wird nur zu oft abgelenkt. So verläuft er für viele Menschen von der einen Abhängigkeit in die andere Abhängigkeit.

© Springer-Verlag GmbH Deutschland 2017
M. Ennenbach, *Inspiration in 108 Leitsätzen*,
DOI 10.1007/978-3-662-52965-2_41

Wenn nun ein Berater von frei gewählten Veränderungen spricht und dabei auch noch scheinbar hohe Ziele, wie zum Beispiel das der Achtsamkeit, ins Feld führt, dann entstehen entweder bewusste oder unbewusste Widerstände. Denn der Erfahrungshorizont sehr vieler Menschen ist, wie eben erwähnt, nicht von freier Wahl, sondern von Abhängigkeiten und Begrenzungen geprägt.

Es ist also normal, dass wir anfangs etwas zweifeln. Aber wir sollten uns bewusst machen, dass insbesondere in unseren ersten Lebensjahren Außeneinflüsse sehr dominant sind. Sie entscheiden über unsere Entwicklung. Als Kinder sind wir davon abhängig. Diese Einflüsse bestimmen auch sehr stark darüber, welche Veranlagungen in uns wachsen und welche nicht. In unseren Kindertagen werden diese Samen (Veranlagungen) also vor allem von außen aktiviert. Ein Kindergehirn, das sich in einer Musikerfamilie entwickelt, sieht anders aus als das Gehirn eines Kindes, das in einer Fleischerfamilie aufwächst. Diese Erfahrung scheint für viele Menschen so prägend gewesen zu sein, dass es auch ihr Lebensgefühl als Erwachsene noch bestimmt: „Ich bin eben so.“ Und unausgesprochen klingt nach: „Da kann man nichts machen.“

Dennoch müssen wir uns klar darüber werden, dass es wesentliche Unterschiede zwischen Kindheit und Erwachsenendasein gibt. Als Kinder sind wir abhängig, als Erwachsene sind wir für uns selbst verantwortlich. Als Jugendliche dürfen wir vielleicht noch eine schwere Kindheit als Erklärung einbringen, aber bei Erwachsenen wird das irgendwann unglaubwürdig. Irgendwann müssen wir also für uns selbst eintreten, Verantwortung übernehmen und anfangen, die „offene Käfigtür“ zu erkennen.

42

Nach der Abhängigkeit muss die Selbstverantwortung kommen

Als Kinder sind wir ziemlich hilflos, aber als Erwachsene sind wir selbst in der Lage, heilsame Potenziale in uns zu aktivieren. Als erwachsene Menschen müssen wir für uns selbst die Verantwortung übernehmen.

Wenn ein Kind oder auch ein Jugendlicher weint, weil es bzw. er oder sie von seinen Eltern nicht geliebt wird, dann spüren wir Mitgefühl und haben den Eindruck, diese Traurigkeit nachvollziehen zu können. Wenn ein 50-jähriger Mensch weint, weil er von seinen Eltern nicht geliebt wurde, kann ein anderer Eindruck entstehen. Erlebt dieser Mensch Trauer, weil er auf seinem Weg zur Selbsterkenntnis diese bittere Wahrheit für sich entdeckt, ist dies ein wichtiger Schritt. Wird diese Selbsterkenntnis aber fortan als Erklärung für Defizite „genutzt", beginnt der Irrweg. Leider haben Psychologie und Psychotherapie hier viele Schäden hinterlassen, indem sie erwachsenes Empfinden und Verhalten als normale

© Springer-Verlag GmbH Deutschland 2017 **107**
M. Ennenbach, *Inspiration in 108 Leitsätzen,*
DOI 10.1007/978-3-662-52965-2_42

Auswirkungen der Kindheit darstellten. Heute wissen wir um die großen menschlichen Potenziale. Wir wissen, dass wir nicht festgelegt sind. Prägende Ereignisse können ihre Macht nur durch unsere Unbewusstheit entfalten.

Sicherlich bilden prägende Ereignisse in uns relativ feste Muster, die fortan immer wieder aktiviert und dadurch gefestigt werden. Aber wenn wir diese Muster ins Licht unserer Bewusstheit holen, dann verhalten sie sich wie lichtscheue Vampire. Solche Muster vertragen keine helle Aufmerksamkeit, sie lieben die Dunkelheit unseres Unbewussten. Und wenn wir dann noch damit beginnen, kontinuierlich heilsame Gegenpole in uns zu stärken, verändern wir uns spürbar.

Schulen wir unseren Geist und starten mit den Übungen zur Selbststeuerung, dann sind wir auf dem Weg der Befreiung aus alten Mustern. Das Erfahren der eigenen Möglichkeiten, seien sie auch am Anfang des Übungsweges noch gering, ist der entscheidende Schritt in die Welt der erwachsenen Selbstverantwortung. Auch wenn es sich anfangs noch holprig anfühlt und Sie daran zweifeln, dass Sie es jemals schaffen werden, aus Ihren alten Mustern herauszukommen, und auch wenn auf dem Weg immer wieder Rückschläge eintreten: Versuchen Sie zu vertrauen. Vertrauen Sie auf das schöpferische Potenzial, das in Ihnen verborgen liegt. Sie benötigen dieses Vertrauen nur für kurze Zeit, denn schon in wenigen Wochen entstehen eigene, positive Erfahrungen.

43

Wir lernen, zu verzeihen und zu vergeben

Verzeihen und Vergeben haben keinen esoterischen Eigenwert. Es geht auch nicht um Ideale oder darum, ein guter Mensch zu werden. Sie sollen auch nicht verzeihen und vergeben, weil „man" das eben sollte. Nichtverzeihen und Nichtvergeben sind allerdings klare Auswirkungen und Symptome von Anhaftung, von Festhalten und von Identifikationen. Im „Normalzustand" können wir noch nicht loslassen und klammern uns an alte, wenn auch schmerzhafte Identifikationen. Wir identifizieren uns zum Beispiel damit, ein Opfer gewesen zu sein. Vielleicht waren Sie tatsächlich ein Opfer, aber möchten Sie es auch bleiben? Das möchte wohl niemand.

Ein weiterer Grund, warum wir an Schmerzhaftem festhalten, ist unser Gerechtigkeitsempfinden. Solange etwas nicht gesühnt ist, gärt es in uns. Aber diesen Gärungsprozess müssen wir wirklich verstehen, denn hier findet

© Springer-Verlag GmbH Deutschland 2017
M. Ennenbach, *Inspiration in 108 Leitsätzen,*
DOI 10.1007/978-3-662-52965-2_43

Selbstverletzung in hohem Ausmaß statt. Nichtvergeben bedeutet eben, weiter zu leiden. Hinzu kommt nicht selten eine typische Sturheit. Da würden wir lieber untergehen, als nachzugeben. Wir gehen zur Not auch mit dem Kopf durch die Wand, wenn wir den Eindruck haben, dass wir im Recht sind.

Zeugnisse solcher menschlichen Eigenarten wurden wahrscheinlich schon in die Pyramidenwände eingraviert, und wenn wir nicht aufpassen, werden diese Eigenarten in einigen Tausend Jahren mit uns die Erde verlassen und uns auf neue Planeten begleiten. Natürlich können Sie auch weiterhin an der Vergangenheit festhalten, aber wenn es so schwer ist, zu verzeihen und zu vergeben, werden Sie noch lange im Leidenskreislauf herumgewirbelt.

Verzeihen und Vergeben ist immer ein Ziel und keine spontan durchzuführende Technik. Simple Loslassübungen haben nur selten einen nachhaltigen Effekt. Es ist auch nicht sinnvoll, sich das Verzeihen und Vergeben abzuringen. Es ist vollkommen ausreichend, wenn Sie sich dazu entscheiden können, sich auf einen Weg des Verzeihens und Vergebens zu begeben. Es beginnt, wie immer, damit, den eigenen Körper aus seiner angespannten Haltung zu bringen. Sie können in einer körperlich gelösten Haltung des Vergebens verweilen und dennoch klare Worte für erlittenes Unrecht finden. Sie spüren auch dann natürlich immer noch alle Empfindungen. Aber Ihre unheilsamen Emotionen haben keine Wurzeln mehr.

Wenn Sie das einmal selbst erfahren haben, wird es Ihnen leichter fallen, Ihre Entscheidung zwischen dem steinigen, dunklen Gerechtigkeitsweg des Schmerzes und dem hellen, leichten Weg der Befreiung zu treffen.

44

Unterscheide zwischen Mitleid und Mitgefühl

„Neulich lag ein Mensch auf der Straße, und ich wurde traurig." „Ich sah, wie die Klinge tief durch die Haut des Patienten fuhr, und spürte selbst einen stechenden Schmerz." „Der Schauspieler weinte herzergreifend, da musste ich auch weinen."

Manchmal sind Mitleid und Mitgefühl nicht leicht zu unterscheiden. Ist es Mitleid oder Mitgefühl, das unsere emotionalen Reaktionen ausmacht, wenn wir zum Beispiel im Fernsehen etwas Trauriges sehen oder ein vertrauter Mensch von schmerzlichen Erfahrungen berichtet und wir mit ihm traurig werden? Tatsächlich ist es nicht nur Haarspalterei, zwischen den beiden Begriffen zu differenzieren. Jeder der beiden Begriffe steht für eine eigene Verfassung.

Mitleid ist eine spontane Reaktion, eine Qualität, die wir alle in uns tragen, die uns angeboren ist und, wie der Name schon verrät, oft Leiden erzeugt. Bereits kleine Kinder

© Springer-Verlag GmbH Deutschland 2017
M. Ennenbach, *Inspiration in 108 Leitsätzen,*
DOI 10.1007/978-3-662-52965-2_44

können Mitleid fühlen. Und so müssen wir uns um Mitleid gar nicht bemühen. Es fühlt sich für den, der Mitleid empfindet, oft nicht gut an, und auch für den, auf den das Mitleid sich bezieht, ist es oft nicht angenehm, mitleidig betrachtet zu werden.

Da Mitleid ein Leiden ist, löst es den natürlichen menschlichen Impuls der Verdrängung aus. Keiner möchte leiden. Deshalb kann Mitleid scheinbar aus unserem Leben verschwinden bzw. verdrängt werden. So werden die hartherzigen Reaktionen von Menschen verstehbar.

Um vom Mitleid zum Mitgefühl wechseln zu können, benötigen wir Bewusstheit und Übung. Mitgefühl ist also eine sogenannte höhere Fähigkeit. Wir alle haben zwar die Veranlagung zum Mitgefühl, aber ob und wie stark sich diese Veranlagung in uns herausbilden kann, hängt zunächst von unseren Erfahrungen in der Kindheit und später von unseren eigenen bewussten Prinzipien ab. Wer in seiner Kindheit wenig Mitgefühl erfahren durfte und dann weiter im Unbewussten festsitzt, der kann die wichtige menschliche Qualität des Mitgefühls nicht entwickeln. Er besitzt zwar noch die Möglichkeit, mit Mitleid zu reagieren, aber diese mit Leiden verbundene Emotion wird oft rasch verdrängt. Dann finden wir Erwachsene vor, die Mitleid verdrängen und Mitgefühl nie in sich kultiviert haben. Vielleicht erklärt das so einiges …

45

Mitgefühl ist eine erlernbare Qualität

Der vorausgegangene Leitsatz zeigte die Unterschiede zwischen Mitleid und Mitgefühl und deutete die damit verbundenen brisanten Probleme an. Daraus folgt die Notwendigkeit einer gezielten „Entwicklungshilfe" für Mitgefühl.

Sie können Ihre inneren Veranlagungen als Samenkörner verstehen, die Ihnen die menschliche Natur mitgegeben hat. Auch wenn diese Samenkörner durch widrige Umstände in Ihrer Kindheit und Jugend eventuell nicht aufgehen konnten oder wenn Sie den Eindruck haben, dass Sie oft zu sehr mitleiden, können Sie Ihre Veranlagung zu der wundervollen Qualität des Mitgefühls selbst fördern – dem einfachen „Gärtnerprinzip" folgend: Was Sie wiederholt düngen, wässern und wärmen, das wächst. Und wenn Sie bestimmte andere „Pflanzen" nicht mehr düngen, wässern und wärmen, dann werden diese schrumpfen und verkümmern.

© Springer-Verlag GmbH Deutschland 2017

M. Ennenbach, *Inspiration in 108 Leitsätzen,*

DOI 10.1007/978-3-662-52965-2_45

Die Masterfrage lautet nun: Wie trainieren Sie Mitgefühl? Und eine Zusatzfrage, die wahrscheinlich schnell aufkommt, lautet: Wie vermeiden Sie, dass Sie gleichzeitig Mitleid trainieren?

Ein zentraler Aspekt ist das Bemühen um Bewusstheit. Mitgefühl kann, wie fast jede höhere Fähigkeit, nur durch Bewusstheit kultiviert werden. Wenn Sie spüren, dass jemand leidet, dann richten Sie Ihren Aufmerksamkeitsfokus nur noch teilweise auf diese Person. Zu einem anderen Teil bleibt Ihr Fokus bei Ihnen selbst. Prüfen Sie Ihre Körperhaltung, den Grad Ihrer Anspannung, Ihre Atmung. Beobachten Sie wie ein Wissenschaftler, was sich verändert, wenn Sie all dies bewusst wahrnehmen. Sie werden wahrscheinlich erkennen, dass es spürbare Unterschiede zwischen unbewussten Gewohnheitsmustern und einer bewussten Fokussierung gibt.

46

Wir können lernen, uns zu befreien

Als Kinder hauen wir uns mit dem Hammer auf den Daumen und erfahren reaktiv Schmerzen. Als Erwachsene hören wir zum Beispiel eine abschätzige Äußerung über uns und meinen nun in gleicher Weise reaktiv Schmerzen zu erleben. Manchmal tut eine Äußerung genauso weh wie ein Hammerschlag. Und beides kommt von außen. Vielleicht halten wir die in uns wahrnehmbaren Empfindungen deshalb viel zu oft für etwas Automatisches, Natürliches, Normales und Richtiges. Wir spüren den Schmerz doch ganz deutlich! Wir vertrauen unseren Empfindungen und erkennen meist nicht, dass alles, was wir erleben, stark von unseren Vorerfahrungen und den daraus resultierenden Bewertungsmustern abhängt.

Ein wesentlicher Schritt auf dem Weg, sich von alten Mustern zu befreien, ist die Erkenntnis, dass es in uns nichts Festes gibt. Alles hat sich entwickelt, und zwar auf-

© Springer-Verlag GmbH Deutschland 2017

M. Ennenbach, *Inspiration in 108 Leitsätzen,*

DOI 10.1007/978-3-662-52965-2_46

grund von vielen Wiederholungen. Daher ist das Wissen um unsere Wandelbarkeit ein enorm wichtiger Aspekt. Jeder Weg beginnt genau damit. Prüfen Sie Ihre diesbezüglichen Sichtweisen also möglichst genau. Wenn Sie zweifeln, sollten Sie, bevor Sie mit dem Üben beginnen, unbedingt mehr Informationen einholen.

Ein weiterer Schritt auf dem Weg besteht in der Absicherung. Sie werden sich nur sehr schwer aus alten Mustern befreien können, solange Sie sich unsicher fühlen. Absicherung betrifft unser Selbstbild und unser Selbstwertempfinden, unsere Ego-Stärke. Absichernde Erfahrungen stabilisieren Sie. Wenn es hier große Defizite gibt, nehmen Sie am besten therapeutische Hilfe in Anspruch. Darüber hinaus wird das Selbststeuerungstraining zu Selbstwirksamkeitserfahrungen führen, denn die Erfahrung, etwas selbst steuern und bewirken zu können, stabilisiert immer unser Ego.

Zuerst muss also immer eine Stabilisierung stattfinden, erst danach können wir uns sukzessive befreien. Auch dieser Prozess kann durch einen Ego-Anteil begleitet werden – einen Anteil, der die Stimme unseres bzw. unserer inneren Befreiten annimmt. Jede Wiederholung dieser Stimme wird stärkend wirken.

Bei einem Wort wie „Befreiung" denken wir schnell an Loslösung, Freiheit und das Abstreifen von Ketten. Die Befreiung, von der hier die Rede ist, meint aber zunächst eine Befreiung durch Bewusstwerdung. Verinnerlichte Automatismen funktionieren unbewusst, daher geschieht Befreiung also schon, indem wir das Licht unseres Bewusstseins gezielt dorthin richten, wo wir es uns wünschen. Wir alle besitzen eine Art von „Aufmerksamkeitstaschenlampe", die allerdings ständig von allen möglichen Reizen angezogen wird. Geistestraining führt dazu, dass wir diese Aufmerksamkeitstaschenlampe wieder selbst in die Hand nehmen und uns damit aus der Dunkelheit befreien.

47

Wir machen uns Naturgesetze zunutze

Für viele Menschen ist es eine echte Hilfe, zu verstehen, dass sie es bei Selbststeuerungsübungen nicht mit Psychotricks oder Esoterik zu tun haben. Es geht nicht um etwas, an das Sie glauben müssen, sondern um etwas, das Sie am eigenen Leib erfahren können. Das Motto lautet also: Nicht glauben, sondern wissen!

Sie müssen nicht irgendeinem Therapeuten vertrauen. Sie können dem zugrunde liegenden Naturgesetz vertrauen. Wenn Sie regelmäßig Liegestütze üben, werden sich per Naturgesetz Ihre Muskeln verändern. Wenn Sie regelmäßig zu viel essen, wird sich per Naturgesetz Ihr Körper verändern. Wenn Sie regelmäßig Fingerübungen machen, wird sich per Naturgesetz Ihre Koordinationsfähigkeit verändern. Wenn Sie regelmäßig eine Übung praktizieren, wird sich per Naturgesetz eine Wirkung zeigen. Das Prinzip des Lernens ist ein Naturgesetz.

© Springer-Verlag GmbH Deutschland 2017
M. Ennenbach, *Inspiration in 108 Leitsätzen,*
DOI 10.1007/978-3-662-52965-2_47

Natürlich gibt es auch Lernformen, zum Beispiel demotivierende, fremdbestimmte oder von Stress geprägte, die nicht zu spürbaren Veränderungen führen. Womöglich kennen Sie auch Menschen, die sich überhaupt nicht zu verändern scheinen. Diese Menschen werden wahrscheinlich wenig neue Dinge ausprobieren. Sie werden in ihren Gewohnheitsmustern festsitzen. Wenn wir nur Routinen abspulen, werden solche Muster immer fester.

Wenn Sie jedoch Motivation in sich spüren und regelmäßig üben, dann wird sich Ihr Nervensystem über das Prinzip der sogenannten Neuroplastizität anpassen. Es wird sich strukturell verändern. Das ist ein Naturgesetz. So funktionieren wir, ob Sie daran glauben oder nicht. Sobald Sie etwas tun oder nicht tun, wird Ihr Nervensystem darauf reagieren, neue Muster einspeichern und Veränderungen bewirken. Und wenn sich Ihre „Hardware" verändert, dann verändern sich sogar Ihre Ansichten über Ihre Person, Ihr Selbstbild, und damit wandeln sich auch Ihre Bedürfnisse, Ziele, Wünsche, Empfindungen etc.

Die Fähigkeit zum Wandel ist eine universell menschliche Qualität. Es besteht also berechtigter Anlass zum Optimismus.

48

Das Bemühen um Befreiung darf nicht missbraucht werden

Prüfen Sie selbstkritisch, was Sie an dem Phänomen der Befreiung von alten Mustern so interessant finden. Versuchen Sie Ihr Interesse mit Ihren Neigungen, mit Ihrer Persönlichkeit in Zusammenhang zu bringen.

Vielleicht fällt es Ihnen generell schwer, Verantwortung zu übernehmen, verbindlich zu sein, Vereinbarungen einzuhalten? Vielleicht fühlen Sie sich schnell beengt, eingeengt oder bevormundet? Auf dieser Grundlage erscheinen dann Philosophien sehr verlockend, die von Befreiung sprechen. Oft finden gerade verantwortungsscheue Menschen die Anregung, „loszulassen", besonders ansprechend. Das Bemühen um Befreiung darf jedoch nicht in die Befreiung von Verantwortung verbogen werden.

Viele gute Lehren wurden schon missbraucht – wahrscheinlich gibt es keine Lehre, die wir nicht missbrauchen können. Wenn wir den Befreiungsprozess jedoch in richtiger

© Springer-Verlag GmbH Deutschland 2017
M. Ennenbach, *Inspiration in 108 Leitsätzen*,
DOI 10.1007/978-3-662-52965-2_48

Weise verstehen und nutzen, verbessern wir unsere Situation, um uns besser für uns selbst und andere einsetzen zu können. Wir befreien uns also nicht *von* unseren Belangen, sondern wir befreien uns *inmitten* unserer Belange.

Die wahre Befreiung finden wir auch nicht allein auf einem Meditationskissen. Es ist relativ leicht, sich von allen übrigen Belangen abzuschotten und einen Zustand scheinbarer Gelassenheit zu festigen, indem wir Mauern um uns aufbauen. Das fühlt sich manchmal wie Befreiung an, wenn uns nichts oder kaum noch etwas berührt. Aber dies ist ein Irrweg, der uns schnell an seine Grenzen führt.

Bestimmt gibt es Situationen, in denen Sie zwischen einem Anliegen, das an Sie herangetragen wird, und Ihren eigenen Wünschen wählen müssen. Unter der Voraussetzung, dass Sie psychisch stabil sind und über genug Ego-Stärke verfügen, ist die Erweiterung der eigenen Praxis ein wichtiger Schritt. Sie befreien sich von alten Mustern nicht, um nun gar nichts mehr zu erledigen, sondern Sie befreien sich, damit Sie (fast) alles weiterhin erledigen können, aber eben mit einer ganz anderen Grundhaltung. Es ist also eine Befreiung *für* etwas und keine Befreiung *von* etwas. Deshalb müssen Sie sich auch nicht fragen, *ob* Sie etwas machen (dürfen), sondern lediglich, *wie* Sie es machen sollten.

49

Wir können die universelle menschliche Veranlagung zur Weisheit jederzeit kultivieren

„Weisheit" ist, ähnlich wie „Befreiung", ein recht überladener Begriff geworden. Wir überfrachten ihn mit Idealvorstellungen, heben ihn auf ein hohes Podest und meinen womöglich, dass nur weißhaarige Nonnen und Mönche eine Chance besitzen, Weisheit zu erlangen. Es wäre sehr hilfreich, unser Verständnis von Weisheit zu entstauben, zu entmystifizieren und es damit wieder in unsere Nähe zu holen.

Das Wissen um die Vielfalt der menschlichen Veranlagungen ist auch an dieser Stelle nützlich. Schließlich besitzen wir alle die Veranlagung zur Weisheit. Und die Vorgehensweise ist wiederum ziemlich einfach: Wiederholen Sie weises Verhalten, weises Reden und weises Denken, und Ihre Weisheit wird gestärkt. Füttern Sie Ihre Weisheit, dann wird sie sich bei Ihnen einnisten wie ein junges Tier,

© Springer-Verlag GmbH Deutschland 2017
M. Ennenbach, *Inspiration in 108 Leitsätzen,*
DOI 10.1007/978-3-662-52965-2_49

das Sie aufpäppeln und liebevoll umsorgen. Schon bald werden Sie sie als eine treue Begleiterin zur Seite haben.

Wenn Sie Ihren Alltag für einen kurzen Bewusstseinsmoment, eine Mikropause, unterbrechen oder wenn Sie in eine schwierige Situation kommen, dann fragen Sie sich zukünftig: „Was würde jetzt mein weises Ego dazu sagen?"

Wunderbare Eigenschaften fallen nicht vom Himmel, sie sind auch nicht einfach nur das Produkt von Schicksal, Glück oder Genen. Menschen mit wunderbaren Eigenschaften haben schlicht und einfach wunderbares Verhalten oft genug wiederholt.

Für ein weises Reden benötigen Sie weise Gedanken. Und weise Gedanken werden begünstigt von weisen Anregungen. Suchen Sie sich weise Ratgeber, seien es Menschen oder Bücher. Wenn Sie kluge oder auch mächtige Menschen reden hören, wenn Sie Nachrichten hören, wenn Sie sich mit anderen unterhalten, dann nutzen Sie zukünftig Ihren eigenen Maßstab für Weisheit. Fragen Sie sich: „Ist das jetzt weise?"

Und wenn Sie sich mit Weisheit beschäftigen, dann vergessen Sie das schon erwähnte Mitgefühl nicht. Tatsächlich gehören die beiden Qualitäten Weisheit und Mitgefühl zusammen.

50

Weisheit benötigt Mitgefühl, und Mitgefühl benötigt Weisheit

Weisheit und Mitgefühl sind zwei sehr wertvolle menschliche Veranlagungen, die sich durch regelmäßige Aktivierung zu Eigenschaften festigen können. So wird aus einem Verhalten in absehbarer Zeit eine innere Haltung, eine Eigenschaft.

Die Erfahrung hat gezeigt, dass wir es hier mit zwei Eigenschaften zu tun haben, die sich gegenseitig brauchen und ergänzen, gewissermaßen wie zwei Standbeine oder zwei Flügel. Schon eine dieser Haltungen oder Eigenschaften ist gut, aber für eine wirkliche Heilkraft gehören beide zusammen.

Weisheit ohne Mitgefühl kann schnell kalt werden. Hier steht dann zu sehr das Wissen im Vordergrund. Diese Art der Weisheit führt uns schnell in die Einsamkeit, weg von anderen fühlenden Wesen. Mitgefühl ohne Weisheit

© Springer-Verlag GmbH Deutschland 2017
M. Ennenbach, *Inspiration in 108 Leitsätzen,*
DOI 10.1007/978-3-662-52965-2_50

wiederum kann zu Naivität werden. Hier steht oft das Empfinden zu sehr im Mittelpunkt.

Wir könnten auch von Kopf und Bauch, Verstand und Herz sprechen. In unserem Sein sind diese scheinbaren Gegensatzpaare zutiefst verknüpft. De facto finden wir nur auf der Begriffsebene eine Trennung, denn in uns bilden Geist/Verstand und Herz/Bauch/Gefühl eine vollkommene Einheit – ohne Grenzen.

Die Integration von Weisheit und Mitgefühl ist also auf der Funktionsebene sowieso schon vorhanden. Allerdings müssen wir einen adäquaten Zugang dazu finden und eine Sichtweise kultivieren, die die Entwicklungs- und damit auch die Selbststeuerungsmöglichkeiten erkennt.

51

Wir benötigen eine möglichst klare Einschätzung unseres Ego-Zustands

Unser Ego steht recht oft im Mittelpunkt der Kritik. Es macht uns viele Scherereien. Es ist der Antrieb für unsere tausend Bedürfnisse, Meinungen und Ansichten. Zudem bestimmt es sehr stark, wie wir die Welt sehen – nicht, wie sie ist, sondern wie unser Ego sie einfärbt. Immer wieder ist zu lesen, dass unser Ego zu mindern und am besten aufzulösen sei. No ego, no pain. Sicherlich hätten wir wesentlich mehr Ruhe und Frieden, wenn uns unser Ego nicht ständig zu irgendwelchen Gedanken, Bewertungen und Aktionen verleiten würde. Das heißt nicht, dass wir kein intelligentes Ego besitzen, das uns in vielen Situationen hilfreich war und ist. Aber wer steuert das? Meist scheinen wir selbst kaum Einfluss auf, geschweige denn Kontrolle über unser Ego zu haben. Oder können Sie Ihren inneren Ego-Stimmen das Kommando geben, zum Beispiel für die nächste Viertelstunde vollkommen ruhig zu bleiben?

© Springer-Verlag GmbH Deutschland 2017
M. Ennenbach, *Inspiration in 108 Leitsätzen,*
DOI 10.1007/978-3-662-52965-2_51

Unsere Ego-Stimmen machen in der Regel, was sie wollen. Es könnte also durchaus ein interessantes Projekt sein, die Instanzen, die uns dominieren, zu reduzieren.

Hierzu werden aber oft falsche Wege bzw. unzulässige oder sogar gefährliche Abkürzungen gesucht. Viele Menschen leiden nämlich unter einem labilen Ego, und in diesem Fall ist es vollkommen unsinnig und häufig sogar destruktiv, sofort mit der Ego-Minderung zu beginnen. Ein geschwächtes Ego muss immer zuerst gestärkt werden, denn mit geschwächtem Ego können wir nicht loslassen. Sie erinnern sich an den Restaurant-Vergleich? Es fällt viel leichter, ein Restaurant zu verlassen, wenn man satt ist. Hungrig wegzugehen ist schwer.

Deshalb steht am Anfang eines seriösen Geistestrainings immer die Ego-Analyse, also die Einschätzung der individuellen Ego-Struktur. Hier wird transparent gemacht, welche Ego-Anteile wie stark ausgeprägt sind. Sie können auch eine Liste Ihrer Ego-Anteile anfertigen und dann einschätzen, in welcher Ausprägung sie jeweils vorhanden sind.

Besitzen Sie viele labile Ego-Anteile wie den inneren Hysteriker, den inneren Angsthasen, die innere Dünnhäutige, den inneren Panikmacher, die innere Hypersensible etc.? Oder verfügen Sie auch über die innere Diplomatin, den inneren Souverän, die innere Mutige, den inneren Gelassenen, die innere Selbstbewusste etc.?

Nehmen Sie sich etwas Zeit, um Ihre innere Verfassung sicher und ehrlich einzuschätzen. Ist unser Ego geschwächt, müssen wir es zuerst stärken. Ist unser Ego zu stark, sollten wir es mindern. Aus einer stabilen Mittelposition heraus lässt sich unser Ego am besten kritisch reflektieren.

52

Erste Befreiungsqualitäten sind auch mit Ego-Empfindungen spürbar

Befreiung, wie sie hier verstanden wird, basiert sehr stark auf der Idee, sich aus festen Gewohnheitsmustern, unreflektierten Routinen und unheilsamen inneren Kreisläufen zu lösen. Dafür müssen wir diese inneren Strukturen aber nicht zerstören oder zu ignorieren lernen. Wir können sie mit Bewusstheit verändern. Solche Muster funktionieren in uns meist „im Dunklen", also in unbewussten Zuständen. Da eine Veränderung hin zu mehr Bewusstheit viel mit Selbstregulation zu tun hat, können wir anfangs gezielt einen heilsamen Persönlichkeits- oder Ego-Anteil kultivieren. Wenn nicht mehr unser innerer Antreiber das Ruder in der Hand hat, sondern die innere Beraterin, der innere Heiler oder die innere Weise, können wir sukzessive heilsame Erfahrungen sammeln. Auch der innere Erleuchtete ist ein Persönlichkeits- oder Ego-Anteil, den wir kultivieren können.

© Springer-Verlag GmbH Deutschland 2017

M. Ennenbach, *Inspiration in 108 Leitsätzen,*

DOI 10.1007/978-3-662-52965-2_52

Es soll hier nochmals unterstrichen werden, warum solche Anteile heilsam sind: Sie funktionieren nicht unbewusst, als blinde Automatismen, sondern im hellen Licht unseres Bewusstseins. So können wir sie direkt aktivieren, uns darauf konzentrieren lernen und alle unsere Empfindungen damit abgleichen. Das heißt, dass aktuelle Empfindungen, seien es Gedanken oder Emotionen oder Erinnerungen, mit der selbstkritischen Frage konfrontiert werden: „Wie würde ich diese Empfindung jetzt wahrnehmen, wenn ich meinen inneren Erleuchteten aktiviert hätte?"

So können wir immer wieder in diese Verfassung hineinfinden, sie aktivieren und damit gleichzeitig stärken. Wir nähern uns der Befreiung aus alten Mustern also schrittweise und bewusst und nicht, indem wir Impulse in uns unterdrücken oder jede Empfindung und jede Ego-Neigung sofort negieren. Wir benötigen folglich erst einmal nur eine gute Beobachtungsgabe, mit der wir uns selbst betrachten.

53

Wir benötigen einen Zugang zur Spiritualität

Der Begriff „Spiritualität" wirkt auf viele Menschen in unserer Kultur befremdlich und abgehoben. Er wird oft als etwas Alltagsfremdes empfunden oder mit einem esoterischen Glauben gleichgesetzt und so zu einem Phänomen degradiert, das mit uns und unserem Leben nichts zu tun hat. Aber Spiritualität ist ein menschliches Grundbedürfnis. Es reicht nicht aus, satt und sauber zu sein. Wir benötigen geistige Nahrung, die unser Bedürfnis nach Sinn im Leben, nach Verbundenheit und Menschlichkeit nährt.

Spiritualität umfasst Empfindungsbereiche, die für jeden Menschen wahrnehmbar werden, wenn die inneren Turbulenzen zur Ruhe kommen. In der Regel werden wir umhergetrieben von unseren Begehrlichkeiten, Wünschen und dem ewigen Habenwollen. Aber auch Ängste und Trauer trüben unsere Sicht. Interessanterweise können

© Springer-Verlag GmbH Deutschland 2017
M. Ennenbach, *Inspiration in 108 Leitsätzen,*
DOI 10.1007/978-3-662-52965-2_53

sowohl negative als auch positive Reize die Sinne vernebeln. Solche Ereignisse – äußere wie innere – wirken also auf unser Innenleben verwirrend und sind in der Lage, uns von vielen wichtigen Lebensbereichen abzuschneiden, insbesondere von spirituellen.

In solchen Zuständen erleben wir mehr oder weniger bewusst Spannungen, die wir sowohl psychisch als auch körperlich wahrnehmen können. Diese Zustände sind in unserer Kultur leider keine Ausnahme, sondern eher der Regelfall. Wir alle haben wohl mehr Stress, Ablenkungen, Aktivitäten und Hektik in unserem Leben als Ruhe, innere Klarheit und Gelassenheit.

Wenn solche inneren Spannungen entstehen, dann fokussiert sich unser Geist (engl. *spirit*) auf das Objekt unserer Aufmerksamkeit oder unseres Begehrens. Er verengt und begrenzt sich, etwa auf die materielle Ebene, zum Beispiel auf den Wunsch, das Objekt im Schaufenster zu besitzen, aber auch auf dunkle, grüblerische Gedanken, scheinbare Defizite, kurz: auf alles, was in unseren Sinnen auftaucht. Es ist ein Tunnelblick oder ein Schauen mit Scheuklappen auf einen dunklen Punkt.

Nach dieser Beschreibung ist wohl deutlich, wie heilsam der gegenteilige Prozess wäre. Wenn wir lernen, wie wir unseren Geist weiten können, sodass wir nichts mehr mit Tunnelblick fixieren und nichts ausblenden. Wenn wir Licht und Schatten sehen, dann finden wir sukzessive Zugang zur Ebene der Spiritualität.

Spiritualität meint also einen Zustand, in dem wir unseren oft zu engen Geist weiten, sodass keine drängenden

Ego-Impulse unsere Sicht trüben. Die Spannungen erzeugenden Ego-Anteile treten gewissermaßen zurück, und förderliche Ego-Anteile können für innere Ruhe und Klar- bzw. Weitsicht sorgen. So eröffnet sich uns ein enorm heilsamer Erfahrungsbereich: die Spiritualität.

54

Spiritualität ist eine Transzendierung von Ego-Zuständen

Ausgeprägte Ego-Empfindungen trennen uns von anderen und der Welt. Ich bin hier, und du bist da. Ich sehe mich. Ich weiß, dass ich dies oder jenes will. Ich denke, dass es stimmt. Ich benötige, ich suche, ich möchte, ich meine, ich finde, ich mag, ich mag nicht. Ich bin genau so, wie ich mich sehe. Ich benötige dieses Ich. Ich hänge an meinem Bild von mir selbst. Ich sehe mich im Spiegel. Das bin ich. Ich habe meinen Stil, ich habe meine Vorlieben. Ich weiche nicht von der Stelle. Ich gehe liebe unter, als dass ich nachgebe. Ich will mich nicht selbst verlieren. Ich will immer in den Spiegel schauen können, und ich will mir selbst treu bleiben. Es gibt so vieles, was ich nicht gut finde. Ich trenne mich, wenn ich nicht mehr gesehen werde. Ich bin lieber alleine, als dass ich in einer Situation bleibe, in der ich nicht gut behandelt werde. Ich möchte etwas erreichen. Ich will leben.

© Springer-Verlag GmbH Deutschland 2017
M. Ennenbach, *Inspiration in 108 Leitsätzen,*
DOI 10.1007/978-3-662-52965-2_54

Unser Ich ist sicherlich in bestimmten Situationen hilfreich, aber es erzeugt auch jede Menge Probleme. Weil das so ist, suchen viele Millionen (oder gar Milliarden) von Menschen täglich Urlaub vom Ich. Sie konsumieren Substanzen, die ihre Ich-Empfindungen eindämmen: Alkohol, Nikotin, Medikamente und andere Drogen „helfen" dabei genauso (jedenfalls kurzfristig) wie der Konsum von Süßigkeiten, TV, Internet, Sex und Pornofilmen sowie Shopping-Touren und die zahllosen anderen Ablenkungen, die uns unsere Kultur anbietet. Das alte Prinzip „Brot und Spiele" zur Ruhigstellung des Volkes durch Konsum ist mit dem Römischen Reich nicht untergegangen, sondern hat sich eher gesteigert und steigert sich weiter. Eine klare Gegenposition bietet der Weg der Spiritualität. Und weil sie einen Gegenpol zur Leitkultur darstellt, hat Spiritualität in unserer Gesellschaft nicht das beste Image.

Im Gegensatz zu den vielen unheilsamen Möglichkeiten zur Entgrenzung unseres Egos zeigt uns der spirituelle Weg eine heilsame Alternative. Spiritualität lässt sich als eine Qualität beschreiben, die wahrnehmbar wird, wenn wir unsere Ego-Impulse zu lindern lernen. Es geht also um einen Lehrpfad zu innerer Klarheit und Ruhe. Konkret werden jene Nervenareale in uns ruhiger, die sonst für Anspannung und Ich-Regungen sorgen. Wie bereits erwähnt, dürfen wir auf diesem Weg aber nicht zu schnell voranhasten. Wenn Ihr Selbstwertempfinden labil ist, dann ist das ein Indiz für eine geschwächte Ego-Struktur. Diese können Sie nicht einfach loswerden. Wenn Sie zum Beispiel nicht gut mit Kritik umgehen können, schnell kränkbar sind, wenn Sie sich schlecht abgrenzen und schwer Nein sagen können, dann wird Ihnen auch

Spiritualität nicht dauerhaft helfen. In diesem Fall käme ein Zugang zur Spiritualität einer schmerzhaften Flucht gleich.

Ein heilsamer Zugang erfolgt vielmehr über eine Art Stufenleiter, auf der wir jeden Schritt erst absichern, bevor wir weitergehen. Erst wenn alles in uns ausreichend sicher ist, können wir zum Beispiel bestimmte Meditationsformen einüben, bei denen wir unser Ego nicht mehr nutzen. Es kommt zur Ruhe, und in diesem Immer-stiller-Werden finden wir den Zugang.

55

Das Bemühen um Spiritualität ist kein Luxusthema

Das Bemühen um einen spirituellen Zugang und die damit verbundenen Erfahrungen sind kein Selbstzweck, sondern in unserer globalisierten Welt dringender denn je. Sie entscheiden über die Qualität und den Fortbestand des menschlichen Lebens. Was würde die „Tagesschau" wohl berichten, wenn durch ein Wunder alle Staatsoberhäupter und militärischen Führer ihre Ego-Impulse reduziert und eine stabile Spiritualität verwirklicht hätten? Und wie sähe Ihr eigenes Leben aus, wenn Sie diese Qualitäten in sich gesichert hätten? Was wäre anders?

Vielleicht würden Sie die meisten Ihrer Aktivitäten immer noch verfolgen – aber womöglich mit einer anderen Haltung. Wahrscheinlich würden Sie auch schneller bemerken, was wirklich Sinn macht und was nicht. Erfahrungsgemäß reduzieren Menschen, die einen spirituellen

© Springer-Verlag GmbH Deutschland 2017
M. Ennenbach, *Inspiration in 108 Leitsätzen,*
DOI 10.1007/978-3-662-52965-2_55

Weg beschreiten, ihre Selbstvergiftungen drastisch, insbesondere durch das Weglassen von unheilsamen Konsumgewohnheiten. Das bedeutet nicht Verzicht, sondern Genuss! Denn wie schon erwähnt: Sie „verzichten" ja auch nicht darauf, mit Ihrem Kopf gegen die Betonwand zu rennen.

Der spirituelle Weg benötigt Geduld und Motivation, denn alte Gewohnheitsmuster sind oft recht hartnäckig. Aber durch regelmäßige Wiederholungen verändern Sie innere neuronale Muster tatsächlich dauerhaft. So werden nur die ersten Schritte etwas Anschub benötigen. Sind Sie erst auf Ihrem Kurs, dann lösen sich „klebrige" Anhaftungen, die Ihnen das Vorankommen erschwert haben. Schon bald müssen Sie das nicht mehr nur glauben, Sie spüren es selbst: mehr Lebensenergie! Sie werden weniger müde und desinteressiert sein, Sie schlafen besser und sind in der Lage, sich effektiver zu konzentrieren. Sie fühlen sich glücklich, weil Sie etwas für Sie Wichtiges selbst steuern konnten. Und all das entsteht bereits durch das Weglassen von unheilsamem Konsum, eine der ersten Stufen auf Ihrem spirituellen Weg.

Wenn größere Bevölkerungsgruppen ihre Verhaltensweisen und Konsumgewohnheiten ändern, verändern sich zwangsläufig die Grundprinzipien unserer Konsumgesellschaft. Die wichtige Botschaft lautet, dass wir nicht darauf warten müssen, dass eine äußere Macht lenkend eingreift. Verändern Sie unheilsame Konsumgewohnheiten, und sprechen Sie in der Familie und im Freundeskreis darüber. Es geht dabei nicht ums Missionieren, sondern um einen Erfahrungsaustausch und um Ihre Vorbildfunktion. Berichten Sie Menschen, die Ihnen nahestehen, von den so bewirkten heilsamen Veränderungen in Ihrem Leben, posten Sie Ihre Erfahrungen in den sozialen Netzwerken, und tauschen Sie sich mit Arbeitskollegen und Nachbarn aus.

56

Spiritualität benötigt immer eine solide Basis

Hier sei noch einmal explizit formuliert: Wenn Sie sich ernsthaft der Spiritualität zuwenden möchten, dann benötigen Sie eine gute Absicherung in sich selbst. Dieser Weg führt über Etappen, die eine aufrichtige Selbstreflexion erfordern.

Spiritualität kann zwar ein Fluchthafen sein, aber wenn Sie nicht nur irgendwo Schutz suchend unterkriechen, sondern die ganze Vielfalt und den Reichtum des spirituellen Weges erfahren möchten, dann machen Sie vorher einen Zwischenstopp und checken Ihre Ego-Stabilität. Sehr viele mit Stress verbundene Erfahrungen können selbst ein starkes Ego schwächen. Insbesondere Erfahrungen von Hilflosigkeit und eingeschränkten Einflussmöglichkeiten labilisieren unser Ego-Empfinden. Gehen Sie also nicht zu schnell vor. Nehmen Sie sich Zeit, um sich selbst zu prüfen.

© Springer-Verlag GmbH Deutschland 2017
M. Ennenbach, *Inspiration in 108 Leitsätzen,*
DOI 10.1007/978-3-662-52965-2_56

Selbst wenn Sie auf dem spirituellen Weg schon weiter sind und einige Erfahrung gesammelt haben, ist es immer wieder hilfreich, sich mit den Basics zu befassen. Das kann bedeuten, dass Sie sich bei Ihren Bemühungen nicht gleich um Ihre „Flügel" kümmern, sondern sich zuerst Ihrer „Wurzeln" bewusst werden. Es ist ein wenig wie ein Systemcheck vor dem Abflug eines Flugzeugs. Ist Ihr Tank voll? Sorgen Sie für gute, gesunde, ausreichende Ernährung? Mit welchem Input haben Sie Ihren „Tank" zusätzlich gefüllt? Womit beschäftigen Sie sich? Was für Sendungen schauen Sie sich an? Gibt es genügend heilsamen Input? Halten Sie Ihren Körper adäquat in Bewegung?

Der Körper erhält Energie durch passende – also nicht überfordernde – Bewegung. Der Geist erhält Energie durch passende – also nicht dämpfende – Ruhe.

Sorgen Sie also in einem ersten Schritt immer für Ihre körperlichen Belange, und prüfen Sie, was Ihre Psyche benötigt, um sich für eine Weile zu beruhigen. Seien Sie ein guter Architekt, der sich zuerst um das Fundament bemüht, weil er weiß, dass nur dann der weitere Aufbau einen Sinn macht. Lassen Sie sich nicht hetzen. Es ist viel effektiver, langsame, sichere Schritte zu machen, als voranzustürzen und aus den Augen zu verlieren, was der Weg für Sie bereithält.

57

Alles kann zur spirituellen Praxis werden

Anfangs kann es sinnvoll sein, sich zurückzuziehen, alte Gewohnheitsmuster zu reduzieren und darauf zu achten, was für Sie heilsam wirkt und was nicht. In dieser Phase ist ein waches Bewerten hilfreich. Seien Sie sich also bewusst, dass Ihr hilfreicher Ego-Anteil, ebenso wie die vielen unheilsamen Ego-Anteile, viele Bewertungen liefert. Der Unterschied entsteht durch den Grad der Bewusstheit. Am Anfang Ihres Weges kann es eine echte Hilfe sein, wenn Sie klar benennen, was für Sie nachhaltig gut oder eben nicht gut ist.

Dieser Schritt führt oftmals zu einem Perspektivenwechsel, neuen Impulsen und Selbstversuchen. Und genau darum geht es hauptsächlich: um ein Experiment, das Sie mit wachem, kritischem Geist durchführen. Prüfen Sie Ihre Ergebnisse. Wenn es Sie nicht überzeugt, dann geben Sie es einfach wieder auf.

© Springer-Verlag GmbH Deutschland 2017
M. Ennenbach, *Inspiration in 108 Leitsätzen,*
DOI 10.1007/978-3-662-52965-2_57

Das regelmäßige Praktizieren von heilsamen Übungen, wie zum Beispiel Haltungs- und Atemübungen, ist kein Selbstzweck, sondern dient dazu, heilsame Strukturen in uns zu festigen. Es geht nicht darum, diese Übungen irgendwann in perfekter Weise durchzuführen, sondern darum, sich mithilfe solcher und ähnlicher Übungen in eine bestimmte Verfassung zu bringen, also etwas dauerhaft zu verändern, sodass wir es in unserem Alltag umsetzen können. Der sogenannte Alltag ist immer der Hauptfokus. Den heilsamen Geisteszustand, den wir bei unseren Übungen wahrnehmen, gilt es mit unseren Alltagsaktivitäten zu verbinden. Also nicht erst alles Lästige erledigen, um dann endlich die tollen Übungen durchzuführen.

Wenn Sie Ihre Bewusstheit aus den Übungen mit dem „Lästigen" zu verbinden in der Lage sind, dann erreichen Sie die nächste Übungsstufe. Und diese hält weitere faszinierende Erfahrungen für Sie bereit. Dann kann alles, was Ihr Leben ausmacht, zur Praxis, zur Übung werden.

58

Der Anfängergeist ist sehr wichtig

Unser menschlicher Verstand ist nicht in gleicher Weise geprägt wie der der meisten Tiere. Er lässt uns immer noch ein bisschen Freiheit für Neues. Aber sobald wir unserem Verstand etwas Interessantes, etwas Wichtiges anbieten und ihm signalisieren, dass wir es demnächst wieder benötigen, offenbart er einen grundlegenden Mechanismus: Zeig es mir ein paarmal, dann baue ich daraus einen Automatismus.

Wenn dieser Automatismus als relativ festes inneres Muster durch den Verstand etabliert wurde, müssen Sie nicht mehr darüber nachdenken. Das Muster läuft automatisch ab. So lernen wir laufen. Heute denken Sie bestimmt nicht mehr daran, wie das genau funktioniert (falls Sie keine Gehbehinderung haben). Auf dieselbe Weise haben Sie vieles gelernt, was Sie heute nur noch abspulen.

© Springer-Verlag GmbH Deutschland 2017
M. Ennenbach, *Inspiration in 108 Leitsätzen,*
DOI 10.1007/978-3-662-52965-2_58

Und auf dieselbe Weise können Sie heute heilsame neue Übungen erlernen. Ihr Verstand wird das wachsam wahrnehmen, seine Kommentare dazu abgeben – und dann ein Muster entwickeln. Und schon bald ist ein Zustand erreicht, in dem dieses Muster wie ein Automatismus funktioniert. Sie beginnen wieder mit Ihren Übungen und bemerken, wie gut Sie es schon können. Es läuft wie geschmiert. Aber dann tauchen immer mehr Gedanken auf, die eigentlich gar nicht dazu passen. Ihr Verstand hat Ihnen Freiräume geschaffen, er hat Sie entlastet. In Ihnen läuft der Automatismus ab, und gedanklich sind Sie ganz woanders. Vielleicht bemerken Sie das schon bald und wundern sich. Zugleich beginnen Sie aber womöglich auch, die heilsame Methode infrage zu stellen, die Sie geübt haben. Sie sind nun auf dem besten Weg, die Methode und nicht Ihren Verstand zu kritisieren.

Werden Sie also nicht zu schnell Fachfrau oder Fachmann. Mit etwas vertraut zu sein bedeutet auch immer, Gewohnheitsmuster gebildet zu haben. Das ist unumgänglich. Aber es gibt einen Ausweg: Dieser besteht in unserem Bewusstsein.

Automatismen können destruktiv werden, wenn sie unbewusst ablaufen, weil wir im Automatismus nicht wahrnehmen, dass wir leben. Und automatisches, unbewusstes Autofahren kann sogar gefährlich werden. Es ist deshalb eine wohltuende Aufgabe, sich bei täglichen Handlungen immer wieder vorzustellen, dass wir das, was wir jetzt tun und erleben, zum allerersten Mal tun und erleben.

59

Der Weg von der Theorie zur Praxis beginnt mit der Erkenntnis und führt über die Verinnerlichung zur Verwirklichung

Auf dem Weg von der Theorie zur Praxis bildet der Prozess des Verinnerlichens die Brücke. Erkennen ist etwas Intellektuelles, das der Theorie zugeordnet werden kann. Hier ist jedoch keine „blasse" Theorie gemeint, keine Spekulation, sondern ein Wissen, das noch nicht bis in unser Verhalten gedrungen ist. Dieses Wissen umfasst aber schon die notwendigen Übungen.

Und durch das regelmäßige Üben nutzen wir einen menschlichen Funktionsmechanismus für uns aus: Alles, was wir wiederholen, wird sich in uns festigen. Das ist kein Glaubenssatz, sondern eine gesicherte Erkenntnis der Naturwissenschaft. So festigen – oder verinnerlichen – wir unser Wissen. So werden stabile Strukturen geschaffen, auf die wir vertrauen können. Dieser Verinnerlichungsprozess entspricht gewissermaßen einer Brücke, die die oft beklagte Kluft zwischen Theorie und Praxis überspannt.

© Springer-Verlag GmbH Deutschland 2017
M. Ennenbach, *Inspiration in 108 Leitsätzen,*
DOI 10.1007/978-3-662-52965-2_59

Nach dem Erkennen und Verinnerlichen erfolgt die Verwirklichung. Diese entspricht natürlich der Praxis. Wenn wir hilfreiches Wissen stabil verinnerlichen konnten, entsteht fast schon eine Art von innerem Überdruck, eine Kraft, die uns dazu anregt, nun die nächsten Schritte zu tun.

In diesem Leitsatz liegt also eine deutliche Handlungsaufforderung: Das Notwendige zu wissen reicht nicht aus. Es ist auch nicht ausreichend, Unheilsames zu unterlassen. Hier eröffnet sich uns ein Weg, der beschritten und verwirklicht werden möchte. Handeln ist ein zentraler Aspekt auf unserem Weg. Denken Sie an ein Bauprojekt: Sicherlich ist es notwendig, Baupläne zu haben und über alle nötigen Informationen zu verfügen. Und natürlich ist es wichtig, zunächst den Bauplatz zu säubern, also Probleme zu beseitigen, um die Baustelle einrichten zu können. Aber wenn wir nicht dafür sorgen, dass irgendwann auch Steine bewegt werden, dann wird nie ein Bauwerk entstehen. Handeln darf also nicht vermieden werden.

60

Loslassen lernen ist entscheidend

Dieser Leitsatz möchte uns darauf hinweisen, dass wir nicht jeden Ballast weiter durch unser Leben schleppen müssen. Bei der Vorstellung, uns zu erleichtern und Lasten abzulegen, entstehen meist positive Reaktionen. Die Möglichkeit, leichter durchs Leben zu kommen, klingt verlockend. Für belastete Menschen ist dies äußerst wohltuend, ja sogar eine Notwendigkeit. Zu beachten ist aber auch, dass die Aufforderung zum Loslassen oft auf jene Menschen besonders anziehend wirkt, die sich sowieso nicht einlassen mögen. Prüfen Sie Ihre Position also selbstkritisch.

Natürlich schließen sich hier gleich mehrere Fragen an: *Was* sollen und was können wir loslassen? Und *wie* sollen wir loslassen? Ist es wirklich möglich, etwas loszulassen, das fest mit uns verbunden ist? Anscheinend sind wir als fühlende Wesen konservativ geprägt: Wir möchten lieb

© Springer-Verlag GmbH Deutschland 2017
M. Ennenbach, *Inspiration in 108 Leitsätzen,*
DOI 10.1007/978-3-662-52965-2_60

Gewonnenes festhalten, erhalten, konservieren. Es soll so schön bleiben wie am ersten Tag. Aber wir leben auf einem Planeten, der nichts so beständig betreibt wie den Wandel. Daher ist die Lektion des Loslassens unumgänglich. Wäre es dann nicht clever, wenn wir die Prinzipien des Loslassens schon verstanden und verinnerlicht hätten, bevor wir loslassen müssen?

Loslassen ist also notwendig – und fällt den meisten von uns doch so schwer. Dafür gibt es durchaus nachvollziehbare Gründe. Auf der anderen Seite gibt es auch Menschen, die schnell loslassen, aber weniger gut zulassen können. Verantwortung und Nähe zuzulassen kann ein ebenso anspruchsvolles Unternehmen werden wie das Loslassen zu lernen.

Interessanterweise ähneln sich beide Gruppen in ihrem falschen Verständnis vom Loslassen, wie ein einfaches Experiment aufdeckt: Schreiben Sie auf einen Zettel, was Sie loslassen möchten oder müssen. Falten Sie den Zettel, bis er in Ihre Faust passt. Dann strecken Sie Ihren Arm mit der „Zettelfaust" nach vorne. Konzentrieren Sie sich auf das, was Sie gleich loslassen, und prüfen Sie, wie sich das anfühlt. Wenn Sie dann bereit sind, öffnen Sie Ihre Faust und lassen den Zettel los.

Bei fast allen Menschen fällt der Zettel zu Boden. Bei Ihnen auch? Das verdeutlicht, dass wir Loslassen immer mit Verlust gleichsetzen. Das ist auch der Grund, warum wir, wenn es irgendwie geht, *nicht* loslassen.

In der Fortsetzung der Übung wird der Zettel nochmals in die Faust genommen. Wir konzentrieren uns wieder – und drehen die Faust, sodass die Handfläche nach oben zeigt. Dann lassen wir los, öffnen die Faust. Nun kann der

Zettel in der geöffneten Handfläche liegen. Wir haben losgelassen und können in dieser entspannten Grundhaltung in Ruhe entscheiden, ob wir den Zettel zu Boden fallen lassen möchten oder nicht. Diese Form des Loslassens hat nichts mit (Kontroll-)Verlust zu tun. Wir lernen vielmehr, zuerst in uns selbst loszulassen.

61

Werde dein eigener Meister

Als Kinder sind wir abhängig von unserer Außenwelt und stark von unserem Umfeld geprägt. Deshalb können Kinder und Jugendliche Fehlverhalten mit schwierigen Kindheitserfahrungen begründen. Das ist vollkommen okay. Wenn aber ein Erwachsener sein Fehlverhalten mit einer schwierigen Jugend erklärt, melden sich begründete Zweifel. Während Kinder und Jugendliche nicht oder nur eingeschränkt für sich verantwortlich sind, sind Erwachsene – auch wenn das vielleicht nicht angenehm klingt – dies sehr wohl. Zudem bestehen in unserer Kultur zahllose Hilfsmöglichkeiten, auf die jeder zurückgreifen kann. Darüber hinaus zeigt uns heute die Wissenschaft, wie groß unsere Potenziale und Entwicklungsmöglichkeiten sind – in jedem Alter. Veränderung ist tatsächlich möglich, wenn Sie es wirklich möchten.

© Springer-Verlag GmbH Deutschland 2017 **155**
M. Ennenbach, *Inspiration in 108 Leitsätzen,*
DOI 10.1007/978-3-662-52965-2_61

Warten Sie nicht auf etwas, das von außen kommen soll. Warten Sie nicht auf eine starke Hand, die Sie leitet. Lernen Sie, für sich selbst da zu sein. Nehmen Sie Kontakt zu sich selbst auf. Das klingt vielleicht ungewöhnlich, aber tatsächlich ist der Kontakt zu sich selbst in einer gestressten Gesellschaft nie wirklich stabil. Es gibt einfach zu viele Ablenkungen, Reize, Anforderungen und Katastrophen.

Wenn Sie sich verändern und Ihr Leben zum Besseren wenden möchten, dann ist es für eine gewisse Zeit sicherlich hilfreich, wenn Sie sich Inspirationen und Hilfe von außen suchen. Aber das sollte nicht darüber hinwegtäuschen, wer die Verantwortung hat.

Viele von uns sind es gewöhnt, zum Arzt zu gehen und dann brav zu befolgen, was er oder sie uns rät. Wir gehen zum Zahnarzt, machen den Mund auf, und alles andere macht der Arzt. Wir lassen das Auto reparieren, die Waschmaschine und den Computer. Wenn wir einen „Schaden" bei uns selbst feststellen, neigen wir mehr oder weniger bewusst dazu, ähnlich vorzugehen. Wir suchen einen Fachmann oder eine Fachfrau, delegieren das Problem und schalten innerlich ab. Erledigt. Nein, es ist nicht erledigt. Der Leitsatz „Werde dein eigener Meister" appelliert an unsere Verantwortung.

Eine Anmerkung: Meister fallen bekanntlich nicht vom Himmel. Es ist wichtig, zuerst Selbststeuerung zu erlernen, damit Sie sich eigenverantwortlich jederzeit innerlich aktivieren oder beruhigen können. Erst dann haben Sie die Chance auf einen meisterlichen Durchblick.

62

Mikropausen sind ein Weg zur Verwirklichung

Für sich selbst aktiv zu werden, Verantwortung zu übernehmen, das erfordert oft die Bewältigung innerer Hürden. Es heißt wohl zu Recht, dass wir selbst unser größter Gegner sind. Neue, noch schwache Verhaltensweisen treten gegen starke Gewohnheitsmuster an. Wahrscheinlich gewinnt David nur in der Bibel gegen Goliath. In der realen Alltagswelt tut sich der schwächliche David schwer – es sei denn, er ist wirklich *besonders* clever.

Eine entsprechend clevere Methode auf dem Weg der Veränderung ist die Methode der kleinen Schritte. Mikroschritte. Und für unsere Übungspraxis lautet der Begriff: Mikropausen. Damit sind gewissermaßen mikroskopisch kleine Pausen gemeint, die nur wenige Atemzüge andauern müssen. Für wenige Augenblicke richten wir unser Bewusstsein auf uns selbst und überprüfen unseren Atemfluss und unsere Haltung.

© Springer-Verlag GmbH Deutschland 2017
M. Ennenbach, *Inspiration in 108 Leitsätzen,*
DOI 10.1007/978-3-662-52965-2_62

Dieser Bewusstwerdungsprozess unterbricht für einen kurzen, aber wichtigen Moment die starken alten Gewohnheitsmuster. Das ist ein Moment des Wachseins, ein Moment, der wie eine Tür funktioniert. Wenn wir diese Tür, wenn auch nur kurz, öffnen können, dann erhalten unsere neu eingeübten Kompetenzen die Chance, in unseren Alltag zu schlüpfen. So bringen wir unsere Ressourcen, die wir uns in unseren täglichen Übungen aneignen, in unseren Alltag. Und das ist schließlich das übergeordnete Ziel: Nicht die Zeiten des Übens selbst sind entscheidend, sondern die Umsetzung der Übungen in den Alltag. Mikropausen zeigen uns einen Weg.

Erfahrungsgemäß benötigen wir allerdings Erinnerungshilfen. Wie bereits erwähnt, hat es sich als hilfreich herausgestellt, solche Erinnerungen zum Beispiel als Klingeltöne im Smartphone einzuprogrammieren. Aber auch „altmodische" Klebezettel, Erinnerungskarten am Kühlschrank oder ein Pop-up auf dem Computermonitor sind gute Möglichkeiten. Sie können auch einen kleinen Tesafilm-Punkt auf Ihre Uhr kleben oder sich angewöhnen, immer wenn das Telefon klingelt, immer wenn Sie sich hinsetzen, immer wenn die Kirchturmuhr läutet oder immer wenn Sie eine Tür öffnen, eine Mikropause einzulegen. Viele Menschen nutzen dafür auch Wartezeiten, etwa vor roten Ampeln oder an Haltestellen und Bahnhöfen. Diese Erinnerungshilfen müssen Sie nur ein paar Wochen lang einsetzen, danach hat Ihr Verstand daraus einen Automatismus gebaut. Von da an wird es leichter.

63

Der Prüfstein ist die Umsetzung

Es geht nicht darum, irgendwann 20 min oder länger in völliger innerer Stille auf einem Kissen zu sitzen oder beim Yoga sämtliche Muskeln und Sehnen problemlos dehnen zu können. Solche und ähnliche Übungen sollen vielmehr in uns einen Bewusstseinszustand hervorbringen oder begünstigen, den wir als Erfahrung intensiv wahrnehmen und abspeichern. Dieses Erfahren und Abspeichern führt durch regelmäßige Wiederholungen zu einer nachhaltigen inneren Struktur – einer Struktur, die uns dann in unserem Alltag Halt gebend zur Seite steht. Aber dies ist zugleich auch eine Prüfung, denn die Funktionsfähigkeit von Gelerntem beweist sich immer erst in der Praxis.

Solange wir Freiräume genießen, unabhängig sind, niemand uns zu nahe tritt, werden wir nie wirklich konfrontiert. Übungen können wir abkürzen oder verlängern, verschieben oder variieren. Aber wenn wir in einer realen

© Springer-Verlag GmbH Deutschland 2017

M. Ennenbach, *Inspiration in 108 Leitsätzen,*

DOI 10.1007/978-3-662-52965-2_63

Alltagssituation „gefangen" sind, dann gibt es keinen Aufschub, dann sind Reaktionen sowohl gefragt als auch aktiviert: Ob wir wollen oder nicht, sie entstehen, und wir müssen damit klarkommen. Wenn wir das annehmen können, leben wir leichter und zugleich intensiver. Schließlich erleben wir keine per se unangenehmen Situationen mehr, sondern wandern von leichten zu schwereren und wieder zu leichteren Übungen. Das Leben liefert uns Prüfungen und Übungen gewissermaßen frei Haus.

Natürlich sind die ersten Schritte (Motivation, Erkennen, Üben und Verinnerlichen) grundlegend. Aber ihren sinnhaften Abschluss finden sie erst durch die Umsetzung. Sie lässt uns erkennen, ob wir die Lektion wirklich verstanden haben.

Deshalb ist es segensreich, wenn wir die Qualität unseres Alltages würdigen lernen und seine verschiedenen Aspekte nicht mehr als störend fehlinterpretieren. Ein vermeintliches Störgeräusch bei der Meditation könnte als gute Übung angenommen werden. Wenn wir jemandem helfen können oder wenn Verpflichtungen uns „hindern", zum Yoga oder zur Meditation zu kommen, können wir darin eine Chance sehen, noch tiefer zu üben. Denn was hindert uns daran, alles als Übung zu nutzen? So kann unser gesamtes Leben zu einer wunderbaren Kette von Übungen werden.

64

Irgendwann sollten Alltag und Übungen ineinander übergehen

In diesem Leitsatz finden wir eine anspruchsvolle Fortsetzung der Zielvision unserer Übungen. Es wird in den Übungen wahrscheinlich nicht zu „Erdrutsch-Erfahrungen" kommen, die uns dann gewissermaßen zur Erleuchtung tragen. Wenn wir verstanden haben, dass unsere Übungen auch oder *gerade* in Alltagssituationen umzusetzen sind, dann begreifen wir den nächsten Schritt als den logisch folgenden: Es gibt irgendwann einmal keine Übungen mehr. Wenn Sie diesen Schritt wagen, dann werden Sie schon bald auf Fragen wie: „Wie oft gehst du zum Yoga?" Oder: „Wie oft und wie lange meditierst du?" keine Antworten mehr finden.

Können Sie sich vorstellen, wie es sich anfühlt, wenn die Meditation niemals aufhört? Halten Sie das für möglich? Falls Sie zweifeln, können Sie diese Anregung vielleicht als

© Springer-Verlag GmbH Deutschland 2017   **161**
M. Ennenbach, *Inspiration in 108 Leitsätzen,*
DOI 10.1007/978-3-662-52965-2_64

Verständnishilfe, als Kontext zur Einordnung oder als anzustrebendes Fernziel in sich aufnehmen.

Bitte stellen Sie sich einen harmonischen Stufenweg vor: von den ersten vereinzelten Übungen über die Übungsvertiefung und die Anwendung Ihrer Erkenntnisse im Alltag bis hin zu einer immer durchgängiger werdenden Bewusstheit im Alltag.

Ab einer bestimmten Übungstiefe werden Sie bislang als davon getrennt empfundene Lebensbereiche intensiver erfahren. Wenn Sie zum Beispiel am Morgen meditieren, werden Sie bemerken, dass die Qualität Ihrer Nachtruhe hier Wirkung zeigt. Sie nehmen wahr, wie sich eine Übung in Abhängigkeit von Ihren Konsumgewohnheiten verändert. Schauen Sie einen blutigen Actionfilm, und dann meditieren Sie – das kann wirklich interessant werden. Ein Actionfilm ist natürlich nicht per se schlecht, aber er hat eine spürbare Wirkung. Nun sind Sie in der Lage, selbst zu spüren, was sich bei Ihnen wie auswirkt. Auf dieser Basis lassen sich andere Entscheidungen fällen – Entscheidungen, die Ihren Lebensstil betreffen.

Alle relevanten Aspekte unseres Lebens sind untrennbar miteinander verbunden. Nun fügen sich die bislang isolierten Elemente Ihres Alltags in bewusster Weise zusammen. Und so beginnt sich Ihr persönlicher Kreis zu schließen.

65

Meditationsübungen beginnen immer auf der Körperebene

Wenn Sie sich zur Meditation hinsetzen, werden Sie wahrscheinlich versuchen, eine Ihnen angenehme Sitzposition einzunehmen. Sie werden vielleicht die Augen schließen oder den Blick vor sich auf dem Boden ruhen lassen. Und dann beginnt die Meditation.

Dieser Leitsatz möchte Sie dazu anregen, den Meditationsvorgang etwas auszudehnen. Vielleicht versuchen Sie einmal, Ihre Meditation früher zu beginnen. Der Leitsatz will uns vermitteln: Die passende Meditationshaltung zu finden ist bereits schon Meditation.

Lassen Sie sich Zeit bei diesem Schritt. Nehmen Sie bewusst wahr, wie sich Ihr Körper anfühlt. Spüren Sie Ihre Füße, die Waden, die Schienbeine, die Knie, die Oberschenkel, die Hüfte, den Po, das Becken, den Bauch, den unteren und oberen Rücken, die Schultern, die Brust, die

© Springer-Verlag GmbH Deutschland 2017
M. Ennenbach, *Inspiration in 108 Leitsätzen*,
DOI 10.1007/978-3-662-52965-2_65

Ober- und Unterarme, die Hände und Finger, Nacken und Hals, das Gesicht, den Kopf.

Bewusstheit für den Körper zu kultivieren ist eine wunderbare Meditation. Sie kann tief geübt werden. Wenn Sie das einfach finden, dann versuchen Sie doch einmal, nur Ihren Bauch im Bewusstsein zu halten … und sonst nichts!

Eine gute Körperhaltung hilft nicht auf dem Weg zur geistigen Heilung, eine gute Körperhaltung *ist* bereits Ausdruck einer heilen Geisteshaltung! Unser Körper kommuniziert permanent mit unserem Geist. Unser Geist reagiert intensiv auf Körpersignale. Diese Verbindung können wir uns zunutze machen.

Überlasten oder vergiften Sie Ihren Körper, und Ihr Geist wird leiden. Umsorgen Sie Ihren Körper gut, dann helfen Sie auch Ihrem Geist.

66

Meditation hat keinen Anfang und kein Ende

Eine Meditation ohne Ende mag sich vielleicht auf den ersten Blick etwas erschreckend anhören, aber lassen Sie mich diesen Gedanken ein wenig ausführen. Im vorausgegangenen Leitsatz habe ich beschrieben, dass Meditation immer auf der Körperebene beginnt. Für die Übung der klassischen Sitzmeditation ist das von grundlegender Bedeutung. Und wenn Sie mit der Meditationspraxis beginnen, ist es gut, sich feste Anfangs- und Endzeiten zu setzen. Wenn Sie sich dann im Laufe der Zeit mit der Meditation gut vertraut gemacht haben, sind Konzepte wichtig, die einen größeren Rahmen anzudeuten vermögen. Dieser größere und weitere Rahmen bezieht sich hier auf die Ausweitung unseres Verständnisses von Meditation.

Um sich dem anzunähern, beginne ich mit ein paar einfachen Fragen: Ab wann beginnt die Meditation? Wenn

© Springer-Verlag GmbH Deutschland 2017

M. Ennenbach, *Inspiration in 108 Leitsätzen,*

DOI 10.1007/978-3-662-52965-2_66

Sie sich hinsetzen und die Augen schließen? Wenn Sie sich auf das Kissen setzen? Wenn Sie sich für die Meditation bequem anziehen? Duschen Sie vorher noch, oder trinken Sie einen Tee? Schließen Sie noch ein paar Dinge ab, um danach zu meditieren? Wenn Sie nach der Arbeit nach Hause kommen, überlegen Sie dann, ob Sie später meditieren? Die Liste der Tätigkeiten, die „vor" der Meditation stattfinden, kann recht lang sein. Eigentlich könnte dies alles aber ein Teil oder zumindest ein Vorbereitungsaspekt der Meditation sein oder werden.

Und wann beenden Sie die Meditation? Wenn Sie die Augen wieder öffnen? Oder sobald Sie sich bewegen? Sobald Sie aufstehen? Oder später? Warum beenden Sie die Meditation überhaupt? Ist es möglich, den Meditationszustand einfach weiter aufrechtzuerhalten? Wieso ist der Meditationszustand vom Alltagszustand so verschieden? Vertragen sich die beiden nicht? Ist der Meditationszustand so wunderbar, dass Sie ihn nicht mit Ihrem alltäglichen Geisteszustand vermischen möchten? Es gibt tatsächlich viele Menschen, die den Eindruck haben, dass der Meditationszustand irgendwie abgehoben ist – so besonders, dass er nicht zum Alltagsleben passt. Versuchen Sie sich in der Meditation „wegzubeamen"?

Meditation bedeutet, wach zu sein, sich und andere bewusst wahrzunehmen. Es geht also nicht darum, zuerst zu meditieren und dann im Alltag zu handeln, sondern im Alltag meditativ, also bewusst zu handeln. Meditation beschränkt sich nicht auf das, was wir täglich für einige Minuten auf dem Meditationskissen tun. Meditation ist alles. Unser Leben kann meditativ, also wach sein. Es kann im wahrsten Sinne des Wortes selbstbewusst sein.

Wenn die Sitzmeditation zu Ende geht, gibt es kein „Zurückkommen" in den Alltag. Sie benötigen eigentlich keine Zeit, um wieder „anzukommen". Oft wird in Meditationsrunden nach einer Sitzmeditation noch eine Weile geschwiegen. Die Zeit danach gilt gewissermaßen als heilige Zeit. Eine andere Zugangsweise besteht darin, dass es kein „Nach" der Meditation mehr gibt. Die Meditationszeit ist formal beendet, aber der wache Meditationsgeist kann weiter bestehen.

67

Meditation sollte kein Adjektiv bekommen

Dieser Leitsatz möchte uns an den so weitverbreiteten Bewertungszwang erinnern. Es ist kaum möglich, etwas wahrzunehmen, ohne es sogleich zu bewerten. Unser Geist stürzt sich geradezu auf wahrgenommene Objekte, um sie durch unser inneres Raster zu quetschen. Alles muss in Schubladen sortiert werden. Möglicherweise hatte das ursprünglich einmal einen Beruhigungseffekt, aber dieser Effekt ist längst abhandengekommen. Viele von uns sind Opfer ihrer eigenen Bewertungszwänge.

Meditation ist ein Vorgang, der uns mit unserem verrückten Geist vertraut machen und ihn durch sanfte Zuwendung etwas friedfertiger machen möchte. Aber auch die Meditation unterliegt, wenn wir nicht sehr vorsichtig sind, unserem bewertenden Geist.

In der Meditation lernen wir, wertfrei zu betrachten, was aktuell da ist. Dieser Lernvorgang ist allerdings

© Springer-Verlag GmbH Deutschland 2017
M. Ennenbach, *Inspiration in 108 Leitsätzen,*
DOI 10.1007/978-3-662-52965-2_67

anspruchsvoll, da sich unser Geist nicht einfach aus seinen Anspannung erzeugenden Routinen herausbringen lassen möchte. Wir müssen diesen wichtigen Vorgang also mit großer Achtsamkeit immer wieder aufs Neue aktualisieren und wiederholen.

Gerade wenn wir eine Meditation erlebt haben, die mit viel Anspannung verbunden und mit Gedanken angefüllt war, ist es wichtig, im Nachgang nicht noch weiteren Ballast hinzuzufügen, indem wir unsere Bemühungen und die Meditation abwerten. „Heute war meine Meditation nicht so gut." „Gestern war sie schön tief, aber heute bin ich gar nicht reingekommen." „Heute konnte ich gar nicht meditieren, weil mein Kopf so voll war." Anscheinend lassen wir unseren Geist, der doch eigentlich der Untersuchungsgegenstand der Meditation ist, über die Meditation entscheiden. Der Untersuchungsgegenstand bewertet also den Untersuchungsvorgang. Das ist offensichtlich unsinnig.

Meditation sollte also nicht als „gut", „schlecht", „tief" oder „nicht intensiv genug" bewertet werden. Meditation ist Meditation. Wenn wir uns ganz leer machen können, dann ist es eine leere Meditation. Meditation lässt uns sehen, was jetzt gerade da ist. Wir können unsere vielen nervösen Gedanken wahrnehmen, körperliche Probleme oder anderes, das wir als störend interpretieren, aber das macht aus unserer Meditation noch keine schlechte Meditation. Wenn es uns schlecht geht, fühlt sich die Meditation höchstwahrscheinlich auch „schlecht" an, doch wenn wir ruhig und klar sehen können, dass es uns schlecht geht, dann macht dies aus einer gefühlt schlechten Meditation wieder eine Meditation, die wir nicht mehr als „schlecht" bewerten müssen. Wir nehmen wahr, dass wir nervös oder sonst wie problembeladen sind. Das ist unsere Erkenntnis aus unserer Meditation. Natürlich wäre es schön und ein neuer, wichtiger Schritt, wenn wir diese Wahrnehmungen in der Meditation wertfrei betrachten könnten.

68

Das Bewusstsein hat viele Abstufungen, die wir erkennen können

Die Abstufungen unseres Bewusstseins sind recht einfach zu verstehen: Es funktioniert gewissermaßen wie ein Kontinuum, also ein Spektrum zwischen zwei Extrempunkten, und reicht vom Koma über Tiefschlaf, mittleren Schlaf, Traumschlaf, dämmerndes Erwachen, Müdigkeit und die Zustände „eingeschränkt fit", „voll bewusst", „übererregt", „gestresst" und „panisch" bis hin zur vollkommenen Überreaktion. Sie haben beim Lesen vielleicht bemerkt, dass es sich hier um eine aufsteigende Abfolge handelt, also eine Art von Bewusstseinsleiter, auf der wir tagtäglich Sprosse für Sprosse hinauf- und hinuntergleiten. Diese Abstufungen differenziert wahrnehmen zu können ist ein Zeichen für eine hohe Selbstwahrnehmungsfähigkeit.

Leider verlaufen diese Auf- und Abwärtsbewegungen, wie das meiste in unserem Leben, in der Regel ziemlich unbewusst ab. Dabei haben wir oft das Empfinden, dass

© Springer-Verlag GmbH Deutschland 2017
M. Ennenbach, *Inspiration in 108 Leitsätzen,*
DOI 10.1007/978-3-662-52965-2_68

unsere innere Verfassung stark von außen geregelt wird, etwa durch Zeitdruck, Ärger im Job, Lärm, Nahrungszufuhr. Wahrscheinlich glauben auch Sie an ein Mittagstief, daran, dass es normal ist, in längeren Sitzungen müde zu werden, oder an andere „normale" Abläufe, die Ihre innere Verfassung steuern.

Erschwerend kommt hinzu, dass durch dauerhaftes Stresserleben gewissermaßen Sprossen aus der Bewusstseinsleiter gesägt werden. Die Feinabstufungen gehen verloren. So erleben sehr gestresste Menschen in sich oft nur noch drei Bewusstseinszustände: Sie sind entweder im Stress oder werden, wenn der Stress nachlässt, sofort müde und schlafen kurz darauf ein. Für gestresste Menschen ist es oft sehr schwer, zur Ruhe zu kommen und in der Ruhe wach zu bleiben. Ruhemomente werden schnell als langweilig fehlinterpretiert oder lösen Gereiztheit aus, die das Stresslevel aufrechterhält. Zudem nutzen viele diese ruhigen Momente für den Konsum von Kaffee und Nikotin.

Der Appell dieses Leitsatzes lautet, dass wir uns die Abstufungen unseres Bewusstseins zurückerobern können und sollten. Wir brauchen gewissermaßen eine Feinjustierung, die uns möglichst durchgängig in einem guten mittleren Bewusstseinszustand zu halten vermag. Der innere Pegel sollte also weder zu hoch ansteigen noch zu tief abfallen. Prüfen Sie also, sooft Sie es vermögen, im Laufe des Tages, wie hoch oder niedrig Ihr Bewusstseinslevel ist, ob es passt oder ob Sie sanft nachregulieren sollten.

Es ist eine enorm spannende Selbsterfahrung, zum ersten Mal zu erleben, dass man solche Prozesse tatsächlich selbst steuern (lernen) kann. Sich als Mensch zu entwickeln bedeutet, das Bewusstsein nicht mehr als passive

Reaktionsform wahrzunehmen, sondern seine Selbststeuerungsmöglichkeiten zu erkennen und zu nutzen.

69

Ohne Geistestraining funktioniert unser Bewusstsein sehr eingeschränkt

Ohne Geistestraining funktioniert unser Bewusstsein im Stress sehr eingeschränkt. Der berühmte Tunnelblick stellt sich ein. Der Schwerpunkt der Aussage liegt aber nicht darauf, dass unser Bewusstsein bei Stress eingeschränkt funktioniert, sondern darauf, dass dies *ohne Geistestraining* so ist.

Stress ist nicht nur ein psychischer, sondern auch ein physischer Vorgang. Wenn wir Stress erleben, sind wir einem regelrechten Chemiecocktail ausgesetzt. Diese aggressive Chemie schwächt in unserem Gehirn Strukturen, die unsere Selbstwahrnehmung regeln. Dauerstress führt also dazu, dass wir unsere Introspektionsfähigkeit verlieren. Wir nehmen uns selbst nicht mehr richtig wahr, verlieren das Gefühl für unsere Leistungsgrenzen und erzeugen viele Sekundärprobleme. Solche Schädigungen können sich verfestigen. Wenn Sie einen dauergestressten Menschen

© Springer-Verlag GmbH Deutschland 2017

M. Ennenbach, *Inspiration in 108 Leitsätzen*,
DOI 10.1007/978-3-662-52965-2_69

fragen: „Na, wie geht's denn so?", erhalten Sie wahrscheinlich keine echten, sondern nur Standardantworten: „Geht so … Muss ja …" Das ist tatsächlich nicht immer nur ein Zeichen für „Mundfaulheit", sondern offenbart einen Zustand deutlicher Bewusstseinseinschränkung. Bevor Sie jetzt denken, dass Ihnen das nie passiert, fragen Sie sich doch einmal, wie es jetzt Ihrem linken kleinen Zeh geht.

Unsere Introspektionsfähigkeit hat immer Grenzen – und das ist okay. Aber wie stark schränken sie uns ein? Und wie steuern wir gegen eine Verschlechterung an?

Dazu ist es wieder notwendig, scheinbar automatische Abläufe als etwas zu erkennen, das unserer Aufmerksamkeit bedarf. Viele Dinge des Alltags liegen außerhalb unserer Kontrolle. Diese Hilflosigkeit scheinen wir oft zu generalisieren, und zwar auf innere Abläufe und Empfindungsweisen. Sie haben die Veranlagung für Selbststeuerung mitbekommen. Gehen Sie auf die Suche nach Ihrem Zugang zu diesen inneren Fähigkeiten, und entdecken Sie Ihr noch ungenutztes Potenzial.

70

Ohne Geistestraining erzeugen Probleme einen Tunnelblick

Wenn Sie plötzlich starke Schmerzen in der Bauchgegend bekommen, verlieren Sie wahrscheinlich schlagartig das Interesse an allen anderen Dingen, die in diesem Moment um Sie herum existieren. Probleme haben einen Sogcharakter, sie wirken auf uns wie Knochen auf einen Hund. Wir mögen uns dann gar nicht mehr ablenken lassen. Unsere ganze Welt verengt sich auf das eine Thema. Das ist bei Problemen besonders auffällig, aber tatsächlich funktioniert das bei allen Reizen. Sie können auch von etwas Schönem magisch angezogen werden.

Bis zum Erwachsenwerden trainieren wir uns Selbstkontrolle in verschiedenen Facetten an. Aber wenn starke Reize in unsere Sinne treten, ist das wie ein Sirenengesang, der uns verführt. Schließlich können wir allem widerstehen – nur nicht der Versuchung.

© Springer-Verlag GmbH Deutschland 2017

M. Ennenbach, *Inspiration in 108 Leitsätzen,*

DOI 10.1007/978-3-662-52965-2_70

Wenn Sie mehr inneren Frieden finden möchten, ist es wichtig, die Funktionsweise unseres Geistes kennenzulernen. Ein erster Schritt könnte darin bestehen, zu erkennen, dass äußere Objekte selten einen eigenen Wert haben. Alles wird von uns interpretiert, erhält einen Stellenwert und wird so zu einem Dorn in unserem Fleisch. Doch funkelnde Autos sind nur designtes Blech. Schöne Schuhe sind nur angemalte Tierhäute. Menschen, die dem aktuellen Schönheitsideal nahekommen, oder reizvolle Objekte, die wir besitzen möchten, führen ebenso zu einer verengten Sicht wie Zahnschmerzen.

Wenn Sie sich mehr Zufriedenheit wünschen, ist die Erkenntnis hilfreich, dass Bedürfnisbefriedigung nicht dazu beitragen kann, denn die Unruhe setzt schon sehr kurz nach der Befriedigung des jeweiligen Bedürfnisses wieder ein. Wahrer innerer Friede ist erreichbar durch das Gegenteil, nämlich Bedürfnislosigkeit. Wenn Sie loslassen lernen, werden drängende Impulse zur Ruhe kommen.

Jeder Reiz löst in uns eine Welle aus. Sie können diese Welle weiter mit begehrlichen Gedanken fördern oder aber lernen, sie zu betrachten, zu beobachten, wie sie ansteigt, ans Ufer brandet und vergeht. Wenn Sie diese Fähigkeit entwickeln, werden Sie merken, das sich eine innere Enge zu lösen beginnt und eine gegenteilige Empfindung entstehen kann: Weite.

71

Wenn wir im Loch sitzen, dürfen wir nicht weitergraben

Was ist zu tun, wenn Sie in ein Loch fallen? Okay, die Antwort habe ich durch den Leitsatz bereits verraten. Aber versuchen Sie sich dennoch einmal in diese Lage zu versetzen. Erinnern Sie sich an eine Situation, in der Sie sich sehr mies gefühlt haben? Vielleicht erinnern Sie sich noch, wo Sie waren und wie es dort aussah. Verweilen Sie nur einen kurzen Augenblick bei diesem Gedankenexperiment. Das kann sich schon so anfühlen, als säßen Sie in einem Loch.

Vielleicht denken Sie jetzt, dass Sie dort möglichst schnell wieder herausklettern möchten. Gehören Sie zu den Menschen, die schnell aktiv werden? Die sich mühen und anstrengen, um weiterzukommen?

Alternativ könnten Sie es sich für eine Weile in dem Loch bequem machen. Wenn draußen der Wind zu eisig weht, ist die wärmende Höhle verlockend. Sie könnten

© Springer-Verlag GmbH Deutschland 2017
M. Ennenbach, *Inspiration in 108 Leitsätzen,*
DOI 10.1007/978-3-662-52965-2_71

sich wie ein verletztes Tier in Ihre Höhle zurückziehen und Ihre Wunden lecken. Aktivität oder Rückzug, beides macht Sinn.

Interessanterweise neigen wir Menschen aber zu einer dritten Variante: Wir hocken im Loch und denken, dass wir immer noch oder sogar gerade jetzt einen super Überblick haben. Wir fühlen uns elend und denken: „Ich habe mir die ganze Zeit etwas vorgemacht. Jetzt sehe ich klar." Und anstatt auf eine der ersten beiden Strategien (Herausklettern oder Verweilen) zurückzugreifen, beginnen wir mit dem Graben. Es ist ein symbolisches, gedankliches Graben: „Was habe ich nur alles falsch gemacht, dass mir das jetzt passiert?" „Ich bin selbst schuld." „Ich verdiene es nicht anders." „Wahrscheinlich wird es nie wieder besser." „Ich bin eben zu blöd."

Wenn Sie diese Sätze lesen, verstehen Sie sofort, wie unsinnig diese „Strategie" ist. Dennoch sollten Sie sich fragen, was Sie in der nächsten „Lochsituation" wohl tun werden. In welche Richtung geht Ihr Engagement?

72

Die Mehr-und-mehr-Prüfung hilft uns abzuwägen

In einer komplexen Umwelt, in der wir zahllose Optionen zur Verfügung haben, fällt die Wahl oft nicht leicht. Wenn wir uns um ein besseres Leben bemühen möchten, werden wir immer wieder vor die Wahl gestellt: Sollen wir oder sollen wir nicht? Ist dies oder jenes gut oder schlecht? Selbst Expertenmeinungen sind modeabhängig. Eine Zeit lang war es enorm wichtig, Spinat zu essen, dann wurde das Frühstücksei wegen seines angeblichen Einflusses auf den Cholesterinspiegel kritisiert. Beides gilt inzwischen schon wieder als überholt. Sollen oder dürfen wir Fleisch essen? Wie viel Alkohol ist eigentlich okay? Schadet eine Zigarette wirklich so sehr?

Sie haben bestimmt auch schon erlebt, dass sich etwas Schönes mit der Zeit zu etwas sehr Schlechtem entwickelt hat. Es gibt so wenig verlässliche „Wahrheiten", die für uns eine klare Richtschnur sein können.

© Springer-Verlag GmbH Deutschland 2017
M. Ennenbach, *Inspiration in 108 Leitsätzen,*
DOI 10.1007/978-3-662-52965-2_72

Die Mehr-und-mehr-Prüfung kann uns helfen, etwas als heilsam oder als unheilsam zu identifizieren. Mit dieser Prüfungsmethode können Sie all Ihre Gewohnheiten verlässlich auf ihren wahren Charakter untersuchen. Denken Sie jetzt bitte einmal an eins Ihrer Alltagsrituale. Vielleicht denken Sie gerade an Ihren Morgenkaffee oder -tee, den Sie so lieben. Die Mehr-und-mehr-Prüfung regt Sie nun dazu an, sich vorzustellen, dass Sie diesen Konsum immer mehr erhöhen. Stellen Sie sich also vor, Sie würden mehr und mehr und mehr und immer mehr Kaffee oder Tee konsumieren. Was würde daraus werden? So erkennen Sie die wahre Natur von Kaffee und Tee.

Überprüfen Sie doch einmal mithilfe dieser Methode, welche Ihrer Tätigkeiten und Konsumgewohnheiten standhält. Was ist auch in immer höherer Dosierung noch heilsam? Gibt es da etwas in Ihrem Leben? Das wäre dann etwas sehr Kostbares.

Aber diese Prüfung soll Sie nicht in die Askese treiben, sondern Ihre Bewusstheit für wichtige Aspekte des Konsums steigern. Vieles, wenn nicht so gut wie alles, was wir konsumieren, ist in größeren Mengen ein Gift, ein Genussgift, denn die Dosierung entscheidet bekanntlich darüber, ob etwas ein Gift oder eine Medizin bzw. ein Nahrungsmittel ist. Allerdings gibt es hier deutliche Unterschiede, die zu entdecken sich lohnt.

73
Stärke dich zuerst selbst

Hier finden wir die Grundsatzstrategie wieder, die uns rät, zuerst ein sicheres inneres Fundament anzulegen, bevor wir versuchen, irgendetwas zu erreichen. Sie können niemanden wärmen, wenn Ihnen selbst kalt ist. Deshalb ist es gefährlich, den moralischen Appell „Sei nicht egoistisch!" an alle Menschen gleichermaßen zu richten.

So wurden viele Menschen in eine Richtung erzogen, in der sie sich selbst vergessen haben. Immer waren die anderen wichtiger. Natürlich ist es wunderbar, in einer Gesellschaft leben zu können, in der wir uns gegenseitig helfen. Aber dieses Helfen benötigt unbedingt konkrete Voraussetzungen: nämlich die innere Stärke der Helfenden.

Hier bedarf es eines klaren Blicks in den „Spiegel": Wie solide ist das eigene Ego? Dieser Blick fällt nicht immer leicht. Aber manchmal ist es eben schwer, bevor es leicht werden kann. Eine gute Übung in diesem Kontext ist die

© Springer-Verlag GmbH Deutschland 2017
M. Ennenbach, *Inspiration in 108 Leitsätzen,*
DOI 10.1007/978-3-662-52965-2_73

der „geteilten Aufmerksamkeit". Das liest sich vielleicht nicht so nett, soll Ihnen aber als Anregung für ein Selbstexperiment dienen: Gehen Sie mit der eigenen Aufmerksamkeit nie ganz weg von sich selbst. Interagieren Sie mit Ihrer Umwelt, aber lassen Sie ein paar Prozent Ihrer Aufmerksamkeit bei sich selbst. Halten Sie sich selbst fest. Sie können sich zum Beispiel um eine aufrechte Körperhaltung bemühen. Das erzeugt automatisch eine gewisse Muskelspannung, und die behalten Sie in Ihrem Gewahrsein.

Der erste Schritt auf dem Weg zum Wandel beginnt bei uns selbst. Er besteht darin, dass wir lernen, unsere innere Anspannung zu lindern. Jeder kritische Gedanke erzeugt im Körper Anspannung. Solange wir diese Anspannung spüren oder unbewusst registrieren, finden wir keinen Frieden.

Die Reduzierung innerer Anspannung benötigt Erinnerungshilfen, die uns anregen, den Blick nach innen zu richten. Des Weiteren ist eine Entspannungstechnik hilfreich, die körperliche Spannungen abzubauen hilft. Zudem kann uns eine mentale Hilfe nützlich sein, etwa das „Okay"-Mantra: Sie nehmen etwas Kritisches an sich wahr? Es ist vielleicht nicht gut, aber es ist für diesen Augenblick okay. Schauen Sie in den Spiegel: Es ist okay. Sie sind nicht perfekt, das ist okay. Sie sind ein Mensch, das ist okay. Durch viele Wiederholungen finden wir mehr inneren Frieden.

74

Durch einen gesunden Egoismus kannst du dir selbst und auch anderen helfen

Obwohl es oft heißt, dass wir unser Ego überwinden lernen sollten, wird hier der gesunde Egoismus erst einmal gewürdigt. Es geht dabei nicht um eine Ego-Würdigung, sondern die Würdigung der Gesundheit mit Ego. Die Entwicklung von gesundem Egoismus ist, wie bereits erläutert, eine wichtige Etappe auf dem Weg zur eigenen heilsamen Weiterentwicklung und eine Voraussetzung, um anderen helfen zu können. Aber was genau ist eigentlich ein gesundes Maß? Dafür gibt es neben klinischen Diagnosemanualen für Psychotherapeuten kein alltagstaugliches Messinstrument. Dennoch ist es möglich, einen goldenen Mittelweg zu finden, denn die Bewusstwerdung dieser Thematik hebt sie aus unbewusst ablaufenden Gewohnheitsbahnen. Wie so oft, ist die Bewusstwerdung

© Springer-Verlag GmbH Deutschland 2017
M. Ennenbach, *Inspiration in 108 Leitsätzen,*
DOI 10.1007/978-3-662-52965-2_74

eines Problems bereits ein gutes Stück der Lösung. In diesem Zusammenhang kann es hilfreich sein, die eigene Einstellung zum Egoismus zu reflektieren.

Der Begriff „Egoist" bzw. „Egoistin" ist schon lange in Misskredit geraten. Aber wenn ein Ego da ist, dann ist eben „Ego-Ist" da. Und als sichere Basis für unsere Bemühungen benötigen wir ein Ego-Empfinden. Wir müssen uns zuerst selbst wahrnehmen können, um schneller spüren zu können, welcher unserer Ego-Anteile aktuell aktiv ist. Welcher ist es bei Ihnen gerade? Der innere Neugierige, die innere Interessierte oder doch eher der innere Skeptiker? Solche Ego-Strukturen entscheiden über Ihre Möglichkeiten, die Welt wahrzunehmen.

Wenn unser Ego nicht ausgewogen ist, finden wir keine Basis, um mit unserer Umwelt adäquat klarzukommen. Die Stabilität unserer Ego-Strukturen ist das Gerüst, das wir benötigen, um dann selbstkritisch auch Ego-Impulse zu reduzieren.

Wenn Sie ein labiles Ego besitzen, sollten Sie sich also unbedingt zuerst um sich selbst bemühen. Erst wenn Sie ausreichend „Ego getankt" haben, können Sie sich um andere bemühen, den Einfluss Ihres Egos reduzieren und Ihren Mitmenschen nutzen. Um anderen selbstlos zu dienen, braucht man eine enorme innere Stärke. Selbstlosigkeit benötigt also ein starkes Selbst! Das klingt paradox, aber ohne ein gut entwickeltes Selbstwertempfinden ist die Selbstlosigkeit eine leere Wüste. Basiert Ihr Dienen zum Beispiel in erster Linie auf Ihrer Unfähigkeit, sich adäquat abzugrenzen, dann entsteht Leiden.

Vielleicht erkennen Sie in dieser Schilderung die Andeutung eines Stufenwegs und eines Zyklus. Das Ego soll nicht einfach nur immer stärker ausgebaut werden. Es wird vielmehr so lange ausgebaut, bis wir eine stabile Basis haben. Dann sind wir satt und können uns leichter verabschieden. Und erst dann können wir uns immer öfter fragen: „Wie würde ich jetzt reagieren, wenn ich kein Ego hätte?"

75

Der Weg zum Frieden hat viele Etappen

Womöglich klingt es für Sie enttäuschend, aber der Weg zur Befreiung und zum Frieden hat immer viele Etappen. Befreiung geschieht nicht durch eine spontanen Eingebung von außen.

Sicherlich gibt es einzelne Erfahrungsberichte von Menschen, die schlagartig eine deutliche Persönlichkeitsveränderung erreicht haben. Aber wenn wir aus diesen Berichten die seriösen auswählen, dann wird sehr oft deutlich, dass diese Veränderung eben nicht vom Himmel fiel, sondern eine längere Vorlaufzeit hatte – eine Zeit des Leidens und/oder Experimentierens. In diesem Punkt sind sich alle Experten auf den Gebieten der Psychologie, der Spiritualität, der Medizin etc. einig: Wir benötigen Geduld und regelmäßige Übung. Die Vorstellung, dass persönliches Wachstum und wichtige Veränderungen aufgrund einer plötzlichen Eingebung wie ein Geschenk

© Springer-Verlag GmbH Deutschland 2017

M. Ennenbach, *Inspiration in 108 Leitsätzen,*

DOI 10.1007/978-3-662-52965-2_75

zustande kommen oder sich dem wundersamen Helfen eines erleuchteten Meisters verdanken, ist eher ein Ausdruck unserer kindlich-verträumten Seite. Unser inneres Kind wünscht sich die starke führende und helfende Hand eines großen Menschen. So wichtig der Kontakt zu unserer kindlichen Seite ist, so wichtig ist hier ein bewusster Zugang.

Die Befreiung von unheilsamen Empfindungen und das Erleben von innerem Frieden ist keine Fähigkeit, die jemand hat oder nicht hat, sondern eine, die erlernt werden will – und die, das ist sehr wichtig, auch erlernt werden kann. Ausnahmslos jeder Mensch verfügt über diese Veranlagung. Und diese Veranlagung benötigt Stimulation und dann Zeit zum Wachsen. Es ist ein (Lern-)Prozess, denn in uns – genauer: in unserem Nervensystem – müssen Verbindungen wachsen. Das ist ein bisschen so wie im Garten: Alles, was wachsen soll, benötigt günstige Bedingungen und etwas Zeit.

Es geht um einen Stufenweg. Unser Leben beginnt in eher animalischen Bereichen: Zuerst dämmern wir mehr oder weniger dahin, essen, schlafen, verdauen und scheiden aus. Dann entwickeln wir uns weiter und beginnen die Welt zu erkunden. Das geschieht anfangs noch spielerisch, später in schulischen Strukturen. Im Erwachsenwerden erwerben wir Fähigkeiten, die viel mit Funktionsfähigkeit in der jeweiligen Kultur zu tun haben. Diese erwachsene Ebene ist sehr durch Automatismen und Gewohnheitsmuster geprägt. Viele erwachsene Menschen erleben sich daher auch eher als Rädchen im Getriebe. Sie spüren, dass sie eigentlich nur funktionieren, manchmal mehr schlecht als recht.

Mit anderen Worten: Auch Erwachsene können noch eine Menge lernen, um sich aus dem Bereich des bloßen erwachsenen Funktionierens zur Ebene der Wachheit und Bewusstheit zu entwickeln.

76

Wir benötigen eine Tradition geduldigen, regelmäßigen Übens

Für einen ausgewogenen Lebensweg ist das Ausmaß unserer inneren Anspannung ein wesentlicher Faktor. Es ist wahrscheinlich nachvollziehbar, dass wir für unseren – hoffentlich langen – Lebensweg nicht permanent die Hektik des Sprinters, sondern eher die Geduld des Langstreckenläufers benötigen. Viele von uns haben eine relativ feste Idee von sich selbst, ein Selbstbild. Auf dieser Grundlage entstehen Gedanken und Aussagen wie zum Beispiel: „Nein, das passt nicht zu mir." Oder: „Ich war schon immer so." „Meine Eltern sind auch so, das habe ich wohl von denen geerbt." Wir müssen als Erwachsene verstehen lernen, dass wir nicht wie Tiere festgelegt sind in unserem Sein. Das Wissen um unsere Wandlungsfähigkeit ist enorm wichtig. Damit können wir uns gut motivieren. Jede unserer Bemühungen hängt davon ab, wie wir unsere

© Springer-Verlag GmbH Deutschland 2017

M. Ennenbach, *Inspiration in 108 Leitsätzen*,

DOI 10.1007/978-3-662-52965-2_76

Veränderungschancen einschätzen. Das Ausmaß Ihrer Veränderungsmotivation entscheidet über Erfolg und Misserfolg.

Lernen benötigt natürlich auch freudiges Wiederholen. In vielen Lebensbereichen kommen wir mit Anstrengung und Geschwindigkeit zu Erfolgen. Dann gibt es noch die Lernvariante der permanenten Infiltration: Wenn Sie wieder und wieder das Gleiche zu hören bekommen, zum Beispiel x-mal hören: „Du kannst das nicht", dann wird daraus irgendwann der Satz: „Ich kann das nicht." Und so haben Sie es gelernt.

Der erste Aspekt ist also das Bemühen, der zweite die Wiederholung. Tatsächlich sind beide Aspekte wichtige Bedingungen des Lernens. Wir können jedoch den Lernprozess verbessern und gleichzeitig angenehmer gestalten: Neurowissenschaftler haben zeigen können, dass wir am nachhaltigsten lernen, wenn wir einen Sinn darin erkennen, Freude oder zumindest Interesse daran entwickeln und uns dann noch Zeit für ein paar Wiederholungen nehmen.

Wenn Sie also Haltungs- und Atemübungen, Meditation, Yoga, Tai-Chi oder eine andere Übungstradition verfolgen, sollten Sie darauf achten, ob Sie den Sinn des Ganzen für sich nachvollziehen können, wie es mit Ihrem Interesse oder gar Ihrer Freude daran aussieht und ob Sie die Übungen auch wiederholen mögen.

Anfangs sind tägliche kurze Übungseinheiten wichtig, um sich an eine Übung zu gewöhnen – am besten jeweils einmal morgens und abends. Im Laufe des Tages können Sie sich dann immer wieder kleine Details der Übungen ins Bewusstsein rufen.

77

Wir können für uns heilsame Automatismen schaffen

Automatismen sind auf den ersten Blick eher destruktiv, denn sie sind ein Zeichen für unbewusste Gewohnheitsmuster. Aber neben solchen unheilsamen gibt es tatsächlich auch heilsame Automatismen.

Wenn wir in uns eine adäquat hohe Motivation erzeugen konnten, entsteht in uns ein „Chemiecocktail", der nachhaltiges Lernen ermöglicht. Der höhere Dopaminspiegel regt unsere Nervenzellen an, sodass es zu stabileren Verbindungen kommen kann. Und dann zählt insbesondere die Wiederholung, also die Häufigkeit der Stimulierung dieser Areale.

Es ist so, als würden Sie sich einen neuen Weg durch eine Graslandschaft suchen. Die ersten Male sind Sie noch unsicher, aber mit jeder Wiederholung, mit jedem Begehen des neu gefundenen Weges wird dieser deutlicher,

© Springer-Verlag GmbH Deutschland 2017

M. Ennenbach, *Inspiration in 108 Leitsätzen,*
DOI 10.1007/978-3-662-52965-2_77

fester und breiter. Ebenso verhält es sich mit unseren Nervenbahnen und Automatismen. Das bedeutet, dass unser Verstand generell nach diesen Prinzipien funktioniert: Er baut aus allen motivierten Wiederholungen solche Automatismen, egal, ob Sie motiviert Schnaps trinken oder heilsamen Übungen nachgehen. Sobald wir etwas wiederholen, wird unser Verstand sich darauf fokussieren und die Abläufe in einen Automatismus zu überführen versuchen.

Automatismen sind effektive Möglichkeiten der Energieeinsparung. Das ist nicht prinzipiell schlecht. Aber leider neigen wir Menschen dazu, unsere vielen erlernten Automatismen nur noch unbewusst abzuspulen. Das erzeugt ein hohes Maß an unbewusstem Agieren – eine Hauptursache unseres Leidens.

Automatismen müssen aber nicht aufgelöst werden, zumindest nicht alle. Ein sehr heilsamer Schritt besteht darin, diese Abläufe in das Licht unserer Aufmerksamkeit zu holen. Zudem können wir hinreichend oft Heilsames wiederholen – in dem Bewusstsein, dass unser Verstand auch daraus einen Automatismus bilden wird. Wenn wir diesen Prozess bewusst gestalten und unsere Bewusstheit aufrechterhalten, dann werden diese Abläufe in uns leichter, ohne dass sie unbewusst werden. Haben sich die heilsamen Automatismen stabilisiert, sind sie deutlich schneller und effektiver abrufbar. Dennoch werden wir über eine längere Zeit eine innere Konkurrenzsituation erleben: Alte, starke, oft unheilsame Automatismen konkurrieren mit neuen, heilsamen, aber noch nicht so starken Automatismen. Das Gute ist, dass die alten, unheilsamen Strukturen gleich in mehrfacher Weise geschwächt werden: weil sie nicht mehr unbewusst ablaufen können, weil sie weniger oft genutzt werden und weil sie nun eine ernsthafte Konkurrenz erhalten haben. Zwar wird es in Ihnen wohl noch ein Weile lang innere „Dialoge" zwischen alten und neuen Automatismen geben, aber Sie werden schon bald einen positiven Trend bemerken.

78

Der Weg der Heilung entspricht meist einer aufsteigenden Wellenlinie mit Höhen und Tiefen

Es ist sehr hilfreich, sich gleich jetzt eine aufsteigende Wellenlinie aufzuzeichnen, denn das wird, wenn Sie heilsame Übungen durchführen, höchstwahrscheinlich Ihr Weg werden. Diese Wellenlinie ist gewissermaßen ein roter Faden auf unserem Weg. Also starten wir in dem Bewusstsein, dass es von nun an nicht zwingend immer nur besser werden wird. Natürlich treten insbesondere in der Anfangszeit relativ schnell erste positive Effekte auf. Die Wellenlinie steigt an. Das ist normal. Aber sobald eine Struktur entstanden ist, sind weitere Fortschritte manchmal nicht so schnell zu erkennen. Die Entwicklung stagniert also auch mal. Und dann liefert uns das Leben immer wieder Probleme, und es kommt zu Talfahrten. In solchen Momenten wirkt der Blick auf die aufsteigende Wellenlinie wie Balsam: Das gegenwärtige Tief ist nur ein

© Springer-Verlag GmbH Deutschland 2017 **201**
M. Ennenbach, *Inspiration in 108 Leitsätzen,*
DOI 10.1007/978-3-662-52965-2_78

Wellental – wenn Sie jetzt weiterüben, geht es bald wieder bergauf. Und vermutlich liegt das aktuelle Wellental auch schon etwas höher als der Tiefpunkt, den Sie vor einiger Zeit hatten.

Die Wellenlinie möchte auch daran erinnern, dass die beste Übungszeit in die aufsteigende Phase fällt und nicht in die Täler. Wenn schwarze Orkanwolken heranziehen, werden Sie als Segelschüler nicht aufs Meer hinausfahren. Aber wenn Sie durch viel Üben bei schönem Wetter ein wirklich sicherer Segler geworden sind, werden Sie auch beim nächsten Unwetter nicht sofort kentern. Und seien wir uns klar darüber: Das nächste Unwetter kommt bestimmt. Nach ersten Erfolgen kommen früher oder später Rückschläge.

Wenn wir gerade eine Talfahrt erleben, ist die Umsetzung von neuen Übungen nicht leicht. Es ist möglich, dass wir dann eine Negativerfahrung machen. Und dass Sie Rückschläge erleben, liegt nicht an Ihnen, sondern daran, dass Rückschläge unvermeidbar sind. Wenn das geschieht, könnte es passieren, dass Sie in ein Loch fallen und meinen, dass Sie es nicht schaffen, dass Sie wieder am Anfang stehen. Aber es ist nur ein Wellental. Dieser Leitsatz möchte Sie dazu einladen, sich vorzubereiten – und sich gleichzeitig zu entspannen.

So werden wir zwar Rückschläge und Talfahrten nicht vermeiden können (unser Leben wird erst zur „Flatline", wenn wir sterben), aber es besteht eine gute Chance, dass die zukünftigen Wellentäler erstens nicht mehr so tief werden und dass zweitens die Wahrnehmung unserer Einflussmöglichkeiten die Talfahrten spürbar verändern wird.

Wenn Sie das „Psycho-Surfen" lernen, wird es Ihnen möglich sein, auf den Wellen Ihres Lebens zu surfen. Dann sind Wellenberge und -täler nicht mehr das Problem. Als Surfer beherrschen Sie allerdings nicht die Wellen, sondern „nur" sich selbst.

79

Rückschläge sind keine Fehler

Haben Sie auch ein Problem mit Aussagen wie zum Beispiel „Schwäche kann auch Stärke sein"? Oder „Rückschläge sind keine Fehler"? Wer möchte schon Rückschläge? Und wer sollte einen Rückschlag gut finden?

Aber darum geht es auch gar nicht. Von einem Extrem in das andere zu wechseln bringt meist keinen Vorteil. Hier geht es um eine andere Art von Perspektivwechsel, nicht darum, scheinbar Negatives in etwas Positives umzudeuten. „Ach, ich liege im Dreck … Und das ist auch gut." Das wäre völlig unsinnig. Ein Anfang wäre allerdings, dann, wenn wir im Dreck gelandet sind, nicht liegen zu bleiben oder uns gar noch darin zu wälzen. Es geht also darum, unsere starke Neigung zur Energieverschwendung zu mindern. Zu hadern, zu grübeln, sich streng zu bewerten und dann zu leiden ist Zeit- und Energieverschwendung.

© Springer-Verlag GmbH Deutschland 2017
M. Ennenbach, *Inspiration in 108 Leitsätzen,*
DOI 10.1007/978-3-662-52965-2_79

Darüber hinaus ist es lohnenswert, den eigenen naiven Idealismus zu reflektieren. Solange Sie sich noch über auftretende Probleme ärgern, sind Sie ein Knecht Ihres naiven Idealismus: Sie bemühen sich doch, also sollen sich alle bemühen – und dann darf es keine Probleme mehr geben.

Wenn wir das lesen, erkennen wir den Unsinn darin schnell. Dennoch entsteht in uns Ärger, wenn wieder etwas schiefgeht. Die Wartezeit an den Kassen dieser Welt ist normal. Langsame oder rücksichtslose Autofahrer sind normal. Regen und rote Ampeln sind normal. Das sind keine Fehler, das ist einfach normal. Vielleicht manchmal schrecklich, aber eben auch schrecklich normal. Das Leben verläuft zyklisch. Es gibt Aufs und Abs. Das ist ein Naturphänomen. Wir könnten uns also entspannen, durchatmen und alle kommenden Schwankungen mit einem weisen, milden Lächeln begrüßen.

Wenn wir lernen, unsere Anspannung zu lösen, wird es uns immer leichter möglich, andere Perspektiven einzunehmen – zum Beispiel die, dass in einem Problem auch Lernchancen verborgen sind. Wenn niemals Probleme auftreten würden, dann bestünde nie die Notwendigkeit zum Umdenken, wir würden einfach immer nur die gleichen Automatismen abspulen. Um aber Probleme als Lehrmeister akzeptieren zu können, benötigen wir ein gewisses Maß an innerer Stärke.

80

Wir leiden, weil wir Menschen sind

Dieser Leitsatz möchte nochmals die Normalität von Problemen unterstreichen und sie dann mit unserem Sein in Verbindung bringen. In unserer Kultur haben wir eine zunehmend negative, ja verächtliche Perspektive auf Probleme und Schwächen entwickelt: Wer stark genug ist, der hat keine Probleme. Da dieses Prinzip aber offensichtlich nicht funktioniert, erschaffen wir zwangsläufig immer wieder Leiden.

Zur Erinnerung: „Leid" und „Leiden" ist nicht dasselbe. Leid kommt unweigerlich. Allein schon das Älterwerden, Krankheiten und der unausweichliche Tod bedeuten Leid, dem wir nichts wirklich oder dauerhaft entgegensetzen können. Daneben existieren noch Tausende weitere kleinere und größere primäre Formen des Leids – Ereignisse, denen wir nicht ausweichen können, vom Regenschauer

© Springer-Verlag GmbH Deutschland 2017
M. Ennenbach, *Inspiration in 108 Leitsätzen,*
DOI 10.1007/978-3-662-52965-2_80

bis zur Naturkatastrophe, vom Unfall bis zur Wirtschaftskrise. Und zusätzlich erschaffen wir dann durch unsere Bewertungen und die daraus resultierenden Empfindungen sekundäres Leid, sprich: Leiden.

Sie werden sicher zustimmen, dass es sich hier nicht um individuelle Probleme handelt, sondern um eine universelle menschliche Neigung. Wir leiden also nicht, weil wir dumm wären oder schlechte Eltern hatten, sondern weil wir Menschen sind.

Natürlich suchen wir intuitiv nach Ursachen, wenn etwas schiefgeht. Schließlich ist es uns unmöglich, uns ein Ereignis ohne Ursache vorzustellen. Dass sich Ereignisse auch durch systemische Verknüpfungen und komplexe Wechselwirkungen entwickeln können, möchten wir nicht wirklich verinnerlichen. Wir lieben eher die *eine* Ursache. Diese Strategie führt zu vielen Problemen und meist zu Leiden.

Der Leitsatz möchte uns einladen, damit aufzuhören. Ein erster heilsamer Schritt besteht darin, unser Menschsein anzuerkennen: Wir machen Fehler, und wir handeln oft aufgrund unbewusster Impulse, was zu weiteren Problemen führt. Deshalb sollten wir lernen, keine zusätzlichen Probleme zu erzeugen und die dadurch eingesparten Energien für die Problemlösung zu nutzen.

81

Wir identifizieren uns nicht mit dem Leiden

Wenn wir etwas intensiv wahrnehmen, springt unser Verstand sofort darauf an. Unser Fokus verengt sich, wir bekommen den berühmten Tunnelblick und lassen uns immer tiefer in die Thematik hineinziehen. Sobald also ein Reiz in unser Bewusstsein tritt, versucht unser Verstand, ein dazu passendes inneres Muster zu finden. Wenn Sie in einen Streit geraten, möchte Ihr Verstand vielleicht Ihren inneren Kämpfer dazuschalten, womöglich aber auch den inneren Rechthaber oder, wenn es besser läuft, den inneren Diplomaten oder Friedensstifter. Leider laufen diese wichtigen Prozesse, die über unseren Erfolg oder Misserfolg entscheiden, meist vollkommen unbewusst und automatisiert ab.

Doch egal welcher Ego-Anteil letzten Endes angeschaltet wird, er wird in jedem Fall nicht nur versuchen, die Führung

© Springer-Verlag GmbH Deutschland 2017
M. Ennenbach, *Inspiration in 108 Leitsätzen*,
DOI 10.1007/978-3-662-52965-2_81

zu übernehmen, sondern er wird auch unser Bewusstsein übernehmen. Unser gesamtes Bewusstsein kann von unseren Ego-Anteilen aufgesogen werden. Wenn beispielsweise der innere Angsthase oder der innere Kampfhund aktiviert wurden, dann fließt unser gesamtes Bewusstsein in diese Struktur. Wir *werden* zu dieser Struktur. Es ist ein Identifikationsprozess – also ein Prozess, in dem wir nur noch einen kleinen Teil von uns selbst wahrnehmen, aber ganz sicher sind, dass wir genau so und nicht anders *sind*. Wir haben dann vermeintlich „Klarsicht", denn alles fühlt sich stimmig an. Alle auftauchenden Empfindungen passen dazu. Dass unser innerer Kampfhund oder der innere Angsthase sehr selektiv nur dazu passende Erinnerungen anzapft und dass nun ausschließlich dazu passende Gedanken produziert werden, nehmen wir gar nicht mehr wahr. Wir sind nicht mehr, was wir sein könnten, sondern nur noch entweder ein Kampfhund oder ein Angsthase. Diese Prozesse sind so menschlich, wie sie verrückt sind.

Es ist deshalb äußerst lohnenswert, zu lernen, diese Prozesse wieder bewusst wahrzunehmen, sodass sie nicht mehr die Macht über uns haben und nicht zu dominanten Automatismen werden. Ein erster Schritt besteht darin, diese Zusammenhänge zu erkennen. Der zweite Schritt besteht darin, dass wir zu guten Beobachtern werden, denn dadurch zapfen wir den vorher unbewussten Abläufen die Energie ab. Der dritte Schritt besteht darin, dass wir die damit verbundene Anspannung zu reduzieren lernen und so für Klarheit und Ruhe sorgen.

82

Wir können lernen, uns *inmitten* unseres Leidens zu befreien

Jedes fühlende Wesen, das leidet, möchte natürlich nicht mehr leiden. Wir möchten uns alle von Leiden befreien. Wir möchten frei sein von Schmerzen, Problemen, Sorgen.

Nun haben uns aber die vorausgegangenen Leitsätze die wahre Natur von Problemen nahegebracht, nämlich deren Natürlichkeit. Wir werden Probleme also nicht nachhaltig los. Deshalb ist es unsere Aufgabe, irgendwie mit den Problemen des Lebens leben zu lernen. Passend dazu verspricht dieser Leitsatz: Wir können lernen, uns inmitten unseres Leidens zu befreien. Das bedeutet, dass wir uns nicht *von* Problemen, sondern *inmitten* unserer Probleme befreien.

Diese Anregung möchte uns den Druck nehmen, der aus der Annahme resultiert, dass wir ab jetzt für immer in perfektem Gleichmut durchs Leben schweben müssten. Es gibt so viele hohe Ansprüche, die, ob sie uns nun direkt

© Springer-Verlag GmbH Deutschland 2017
M. Ennenbach, *Inspiration in 108 Leitsätzen,*
DOI 10.1007/978-3-662-52965-2_82

oder subtil vermittelt werden, immer ihren Weg in unsere Köpfe und Herzen finden. Viele Menschen, die an sich arbeiten und nach Frieden und Befreiung von festen alten Gewohnheitsmustern suchen, entwickeln eine Art von „neuen Gesetzen" für sich und ersetzen alte „Du-musst"-Regeln einfach nur durch neue „Du-musst"-Regeln: „Du musst ruhig bleiben", „Du musst gelassen bleiben", „Du musst Mitgefühl zeigen", „Du musst friedlich sein" etc. Diese Ansprüche versuchen sie dann oft über den Weg der Disziplin, der Strenge und des Sich-selbst-Verleugnens oder Sichzusammenreißens zu erfüllen. So entstehen oft recht explosive Mischungen.

Eine mildere, aber letztlich ebenso problematische Variante des Umgangs mit Problemen besteht darin, dass wir versuchen, sie gewissermaßen „wegzuatmen", also per Meditation die Ansprüche aufzulösen, die das Leben an uns stellt.

Beim Umgang mit Leid, Sorgen und Problemen sind also große Sorgfalt und Achtsamkeit angebracht. Insbesondere gilt hier immer die Weisheit des Mittleren Weges: Vermeiden Sie Extreme. Wenn Sie Frieden suchen, versuchen Sie nicht, Ihre Emotionen rigoros „wegzudrücken".

Ein Schüler fragte seinen Meister, ob ein Meister nicht mehr leide. Der Meister dachte darüber nach und antwortete dann: „Als meine Frau starb, habe ich geweint und geweint … Aber meine Tränen hatten keine Wurzeln."

83

Askese ist ein unheilsamer Krieg

Unser Impuls, von einem Extrem zum anderen zu wechseln, zählt zu den bedenkenswerten menschlichen Neigungen. Wenn wir uns verändern möchten, dann sollten wir diese Tendenz bewusst im Blick behalten. Nur zu schnell möchten wir etwas, das uns scheinbar Probleme bereitet, eliminieren. Dazu gehört vor allem unser bedürftiger Körper. Immerzu meldet er sich mit den verschiedensten Anliegen (Pflege, Pausen, Nahrung, Schlaf, Schmerzlinderung, Auszeit, Zärtlichkeit, Triebe, Notdurft) oder zahllosen Symptomen. Er hat wirklich ein großes Spektrum an Kommunikationsmöglichkeiten.

Wie schön wäre es, wenn wir unseren Körper ruhigstellen könnten. Viele von uns versuchen das, indem sie ihren Körper überfüttern. Das erzeugt kurzfristig Ruhe. Andere überschwemmen ihn mit Alkohol, Nikotin und anderen Drogen. Sport ist natürlich auch eine Möglichkeit, den

© Springer-Verlag GmbH Deutschland 2017
M. Ennenbach, *Inspiration in 108 Leitsätzen,*
DOI 10.1007/978-3-662-52965-2_83

Körper zu „behandeln". Das geht von adäquater Bewegung bis hin zum Bodyshaping oder Bodybuilding. Die Kosmetikindustrie ist sehr dankbar für unsere körperlastige, auf Oberflächen fokussierte Kultur. Seit ein paar Jahrzehnten spielt auch die plastische Chirurgie da mit.

Nicht ohne Grund möchten viele Menschen einen anderen Weg gehen – einen Weg, der leider, wie schon erwähnt, oft von einem Extrem ins andere führt. So ist das Gegenteil von Körperkult eben Askese. Hier gibt es neben heilsamen Askeseimpulsen, die uns zum Beispiel dazu anleiten, auf Gifte, Streit oder Betrug zu verzichten, auch drastischere Varianten. Wer schon einmal Erfahrungen mit Heilfasten machen konnte, wird diesen Weg kennen. Aber auch gefährliche Essstörungen sind hier angesiedelt. Unter dem „Deckmäntelchen" einer heilsamen Askese versuchen etwa Magersüchtige, ihren Körper bis aufs Äußerste zu manipulieren – ein Abtauchen in die scheinbare Bedürfnislosigkeit.

Es ist gerade in diesem Bereich sehr wesentlich, dem Mittleren Weg zu folgen. Dazu gehört, dass wir diesen Leitsatz verinnerlichen: Askese ist nur ein unheilsamer Krieg gegen unseren Körper, den wir niemals gewinnen können.

84

Die Weisheit des Mittleren Weges ist allumfassend

Die Weisheit des Mittleren Weges zählt zu den am leichtesten zu vermittelnden, aber gleichzeitig am schwierigsten umzusetzenden Wahrheiten. Den Sinn verstehen wir leicht und intuitiv, aber die Umsetzung erfordert zum einen ein waches, stetes Justieren und betrifft zum anderen alle Lebensbereiche.

Suchen Sie doch einmal nach einem Lebensbereich, auf den die Weisheit des Mittleren Weges nicht zutrifft. Gibt es irgendeinen Aspekt in Ihrem Leben, der nicht davon profitieren könnte? Welches Tun oder Verhalten lässt sich gesundheitsverträglich auf die Spitze treiben?

Vielleicht fallen Ihnen Berufe oder Sportarten ein, bei denen es um ein „Höher, weiter, schneller" geht. Aber selbst ein so extremer Bereich wie der Leistungssport ist so ausgelegt, dass die Höchstleistung nur kurzzeitig abgerufen wird und danach eine Ruhephase folgt. Also muss

© Springer-Verlag GmbH Deutschland 2017

M. Ennenbach, *Inspiration in 108 Leitsätzen,*

DOI 10.1007/978-3-662-52965-2_84

selbst im Leistungssport das Verhältnis zwischen Training, Höchstleistung und Erholung gut abgestimmt sein. Wird ein Bereich zu intensiv betont, fällt die Leistungskurve. Um hier den Mittleren Weg einhalten zu können, muss sich der Sportler gut kennen. Und was für Leistungssportler zutrifft, passt auf uns „Normalbürger" um so mehr. Auch wir müssen uns immer zwischen Leistungs- und Ruhephasen, zwischen Aktivität und Passivität austarieren. Leider schleichen sich hier viele Gewohnheiten ein, die sich verfestigen können und uns langsam, aber unaufhaltsam vom Mittleren Weg abbringen. Unglücklicherweise gibt es noch kein Navigationsgerät, das uns hilft, auf dem Mittleren Weg zu bleiben: „Achtung, Sie verlassen den Mittleren Weg, bitte bei der nächsten Gelegenheit wenden."

Erschwerend kommt hinzu, dass manche von uns die Extreme lieb gewonnen haben. Wir jammern vielleicht manchmal über unseren Stress, aber die Alternativen bringen eben nicht den „Kick". Oder wir entwickeln negative Assoziationen zum Mittleren Weg, zum Beispiel „Mittelmäßigkeit".

Tatsächlich erfordert es ein hohes Maß an Aufmerksamkeit, die Weisheit des Mittleren Weges im eigenen Alltag bewusst umzusetzen. Beginnen Sie, wie immer, mit überschaubaren kleinen Schritten. So könnten Sie zum Beispiel in der nächsten Zeit Ihre Mikropausen mit einer kurzen Achtsamkeitsfrage ergänzen: „Bin ich jetzt auf dem Mittleren Weg?"

85

Jeder Mensch besitzt einen edlen Kern

Wenn man sich die Nachrichten anschaut, könnte man sich fragen, ob wirklich jeder Mensch diesen edlen Kern besitzt. Wohin ist dieses innere Gutsein bei manchen Entscheidungsträgern bloß gewichen?

Der edle Kern ist eben keine innere Manipulationszentrale, die uns grundsätzlich im Griff hat. Wir werden nicht von ihr gesteuert wie Roboter. Keine Kraft in uns zwingt uns zum Gutsein. Wir sind also diesbezüglich freie Menschen.

Die Symbolik des edlen Kerns verweist aber darauf, dass wir keine göttliche Instanz irgendwo dort draußen, fern von uns, annehmen müssen, sondern erfahren können, dass diese Qualitäten *in uns* existieren. Wir alle besitzen ein inneres Gutsein. Selbst wenn wir schwere Schuld auf uns geladen haben, wird der edle Kern davon nicht angetastet – es legen sich lediglich Schichten um diesen

© Springer-Verlag GmbH Deutschland 2017

M. Ennenbach, *Inspiration in 108 Leitsätzen,*
DOI 10.1007/978-3-662-52965-2_85

Kern. Diese Schichten blockieren den Zugang und bewirken, dass wir in unheilsamen Zuständen und negativen Gewohnheitsmustern festhängen und jeden Kontakt zu unserem inneren Gutsein verloren haben. Eine der Folgen: Wir fühlen uns allein und getrennt, selbst in größeren Menschenmengen.

Unser Geisteszustand entscheidet darüber, wie wir uns und die Welt sehen. Leider nehmen wir Eintrübungen oft gar nicht als solche wahr. Manche Menschen spüren in Stresssituationen nicht einmal mehr, ob sie Hunger haben oder nicht, obwohl materielle und körperliche Mangelzustände für uns meist deutlicher zu erkennen sind als psychische, psychosoziale oder gar spirituelle. Es wäre also hilfreich, gezielt nach dem eigenen inneren Gutsein zu suchen.

Sie kennen bestimmt die eine oder andere Geschichte, eine Legende oder ein Märchen, in dem jemand in die Welt zieht, um sein Glück zu suchen, nur um am Ende festzustellen, dass dieses Glück immer schon da war und in ihm selbst verborgen lag. Auch Ihr Glück liegt nicht hinter einer Schaufensterscheibe, sondern in Ihnen. Das Bild des edlen Kerns möchte es Ihnen zeigen.

86

Der edle Kern kann spürbar gemacht werden

Eine wunderbare Selbsterfahrung besteht darin, sich auf die Suche nach dem eigenen edlen Kern zu machen. Dabei gibt es sicherlich mehrere Wege, aber erfahrungsgemäß ist es etwas leichter, wenn man Techniken erlernt hat, um innere Unruhe zu lindern und so gewissermaßen die inneren Vernebelungen aufzulösen. Bildlich gesprochen, hat unser Geist oft die Qualität einer Schneekugel: Jede Erschütterung, egal ob positiv oder negativ, trübt unsere Sicht.

Dieser Leitsatz möchte Sie dazu einladen, sich in Methoden zu üben, die Ihnen helfen, zu innerer Ruhe und Klarheit zu kommen. Hier sind besonders Haltungs- und Atemübungen sehr effektiv.

Im Prozess des inneren Immer-stiller-Werdens können sich dann langsam immer mehr Türen öffnen. Dahinter finden Sie eine immer tiefere Ruhe und Klarheit. Wenn

© Springer-Verlag GmbH Deutschland 2017 **219**
M. Ennenbach, *Inspiration in 108 Leitsätzen,*
DOI 10.1007/978-3-662-52965-2_86

auf diesem Wege die Ego-Impulse zur Ruhe kommen, erlischt nach und nach das Ich-Erleben. Interessanterweise sind aber dennoch Erfahrungsmöglichkeiten vorhanden. So werden Sie, wenn Sie es zulassen, in die richtige Richtung geleitet.

Dieser innere Weg führt uns durch die Schutzschichten, die sich um den edlen Kern gelegt haben. Hier begegnen wir unseren Begierden, Ängsten und anderen unheilsamen Reaktionsmustern. Die Idee, dass sich hinter diesen schwierigen Empfindungen heilsame Kräfte befinden, kann uns den Zugang erleichtern. Wir können nach einer heilsamen Kraft in uns Ausschau halten. Wenn Sie einmal den Zugang gefunden haben und solche Erfahrungen machen konnten, werden Sie die Verbindung zukünftig immer schneller herstellen können.

Vielleicht können Sie sich vorstellen, was entstehen kann, wenn ein dauerhafter Kontakt zu unserem edlen Kern da ist: Dieser Kontakt stellt eine enorme Ressource und Kraftquelle dar. Wenn wir ihn gefunden haben, zum Beispiel über meditative Techniken, betreten wir quasi heilsames Gelände. Immer wenn sich alte Muster auflösen und neue, einprägsame Erfahrungen hinzukommen, entstehen unweigerlich Veränderungen im Wahrnehmen, Empfinden und Handeln. Diese Erfahrungen im Kontakt mit unserem edlen Kern können dazu führen, dass wir das Gutsein nicht mehr im Außen suchen. Wir müssen nicht mehr in der Außenwelt nach schönen Dingen jagen, sondern erfahren, dass eine Kraft in uns wohnt, die uns zu nähren vermag.

87
Es geht nicht um Glauben, sondern um Wissen

Die ersten Schritte sind oft Schritte des Glaubens. Wir bewegen uns in eine Richtung, weil wir daran glauben oder zumindest daran glauben *möchten,* dass dieser Weg uns zu einem schönen Ziel führen wird. Vielleicht lesen oder hören Sie etwas, das Ihnen sinnvoll erscheint, und beginnen sich in diese Richtung zu orientieren, weil Sie an den Sinn glauben.

Natürlich sind wir alle vollgestopft mit Glauben. Wir glauben daran, dass Rauchen gefährlich ist und Sport gesund. Wir glauben daran, dass es den Planeten Jupiter gibt, obwohl wir ihn nur wie jeden anderen Stern als Punkt am Himmel sehen können. Sehr vieles von dem, was wir zu wissen glauben, ist bei genauerer Betrachtung eben nur Glaube. Wissenschaftler verkünden Ergebnisse ihrer Forschung, und wenn sie sie gut vermitteln, glauben wir ihnen. In den Medien werden zahllose Behauptungen

© Springer-Verlag GmbH Deutschland 2017
M. Ennenbach, *Inspiration in 108 Leitsätzen,*
DOI 10.1007/978-3-662-52965-2_87

aufgestellt, und natürlich glauben wir sie, sofern wir eine seriöse Quelle vermuten. In unserer Kultur basiert so vieles auf Sekundärwissen: Wissen wird irgendwo erzeugt und so verkündet, dass wir es glauben können. Der Impuls, nach eigenen Erfahrungen zu suchen, nimmt ab. Das steigert sich noch durch all die künstlichen und virtuellen Erfahrungswelten, die so komplex und interessant gestaltet sind, dass viele Menschen dazu verführt werden, diese Welten als schöner und lebenswerter zu empfinden als die natürlichen Erfahrungsmöglichkeiten vor ihrer Haustür.

Das eigene sinnliche Erfahren ist die mächtigste Lernquelle, die uns zur Verfügung steht. Wir sollten sehr darauf achten, wer uns diese Quelle zur Verfügung stellt und zu welchem Zweck.

Auch wer sich auf den Weg macht, um sich und sein Leben zum Heilsamen hin zu verändern, benötigt anfangs den Glauben daran, dass dieser Weg in die richtige Richtung führt. Aber schon bald wird das Geistestraining mit seinen verschiedenen Selbststeuerungsübungen unweigerlich zu eigenen sinnlichen Erfahrungen führen. Und wenn wir mit den Übungen und Lehren eigene Erfahrungen machen, müssen wir nicht mehr glauben, sondern können wissen. Selbsterfahrung führt zu Gewissheit. So werden Vertrauen und Glauben zu Wissen. Wir haben es hier also nicht mit Psychotricks oder esoterischen Dogmen zu tun, sondern mit Wissen, das auf Naturgesetzen basiert. Wenn wir gezielt und regelmäßig Selbststeuerungsübungen praktizieren, werden sich unsere Nervenzellen dank der Plastizität unseres Gehirns verändern. So funktioniert Lernen, und so entsteht sicheres Wissen auf stabilen Grundlagen.

88

Alles ist eine Einladung zum Selbstexperiment

Alles, was Sie hier lesen, dürfen und können Sie gerne bezweifeln. Aber vielleicht ist ein *konstruktives* Zweifeln möglich. Wir können nämlich zweifeln und uns abwenden oder zweifeln und es selbst überprüfen.

Die Methoden, die hier angeboten werden, sind so strukturiert, dass die Basisübungen keinerlei Fachkompetenzen erfordern. Fast jeder Mensch kann sich für eine Weile aufrecht hinsetzen. Üben Sie das eine Zeit lang. Erleben Sie, dass eine aufrechte Körperhaltung eine aufrechte Geisteshaltung erzeugt. Und dann kombinieren Sie diese gute, aufrechte Haltung mit bewusstem Atmen. Bleiben Sie mit dem Bewusstsein bei Ihrem Atem. Immer, wenn Ihre Gedanken woanders hinmöchten, konzentrieren Sie sich einfach wieder auf den Atemfluss. Mehr ist es anfangs nicht. Einfach, aber enorm wirkungsvoll. Können Sie für eine kurze Zeit daran glauben? Ihr Glaube muss

© Springer-Verlag GmbH Deutschland 2017
M. Ennenbach, *Inspiration in 108 Leitsätzen*,
DOI 10.1007/978-3-662-52965-2_88

nicht unerschütterlich sein, er sollte Sie nur für ein paar Wochen motivieren, zu üben. Wenn Sie diese Praxis ein paar Wochen lang umsetzen konnten, werden Sie unweigerlich spüren, ob und wie es wirkt. Es ist also eine Einladung zum Selbstexperiment.

Es gibt keine Dogmen, die wir blind übernehmen müssten. Alle Anregungen basieren auf Erfahrungen, die vor uns schon viele andere Menschen machen konnten und die wir im Selbstexperiment überprüfen können. Wenn Sie die Wirkung am eigenen Leibe spüren, dann haben Sie einen eigenen Zugang gefunden und müssen sich auf niemand anderen mehr verlassen. Sie wissen es nun selbst.

89

Selbstwahrnehmung kann sich auf- und abbauen

Wenn Sie dieses Buch lesen, werden Sie ein gewisses Interesse an Themen der Psychologie und der Selbstentwicklung haben. Und wenn Sie nach Inspirationen suchen, um sich weiterzuentwickeln, wenn Sie heilsame Ziele für sich verfolgen, wenn Sie bereits Übungen umsetzen, um diesen Weg zu beschreiten, dann benötigen Sie natürlich die Fähigkeit zur Selbstexploration und Introspektion. Je besser Sie in sich hineinschauen können, desto effektiver sind Sie in der Lage, Schwachstellen zu identifizieren, sich entsprechend zu schützen und Gegenmaßnahmen zu ergreifen. Wie sieht es mit Ihrer Fähigkeit aus, auf diese Weise in sich hineinzuhören? Gut? Bei wie viel Prozent liegt denn gerade Ihr innerer Stresslevel?

Die meisten Menschen werden bei dieser Frage etwas unsicher und geben dann Antworten wie „30 %“, „50 %“

© Springer-Verlag GmbH Deutschland 2017

M. Ennenbach, *Inspiration in 108 Leitsätzen,*

DOI 10.1007/978-3-662-52965-2_89

oder „80 %“. Es gibt kaum jemanden, der seinen inneren Stresspegel mit „23 %“ oder „76 %“ angibt.

Tatsächlich hängt die Fähigkeit, in sich hineinzuhorchen, mit dem Funktionieren eines speziellen Großhirnareals, der Insula, zusammen. Diese befindet sich relativ weit oben im Gehirn. Generell lässt sich feststellen, das die höher liegenden Strukturen im Gehirn störungsanfälliger sind. Die Insula reagiert nun tatsächlich sehr empfindlich auf Stress. Bei Dauerstress wird ihre neuronale Struktur geschädigt. Deshalb verlieren wir Fähigkeiten wie die, in uns hineinzuhören, schneller als etwa die Fähigkeit zu atmen, denn die Atmung wird vom „tiefer“ gelegenen vegetativen Nervensystem geregelt.

Unser Leben ist wie ein Zyklus aus Wellenbergen und Wellentälern. Auf Stressphasen, die uns manchmal an unsere Grenzen treiben, folgt vielleicht ein erholsames Wochenende oder ein schöner Urlaub. Unser Gehirn reagiert auf solche Wechsel sehr intensiv, und zwar mit einem strukturellen Umbau, um sich unserem Leben anzupassen und optimal funktionsfähig zu sein. Unsere Kompetenzen sind stark an das Funktionsniveau unseres Gehirns gekoppelt und variieren deshalb, je nachdem, wie wir leben bzw. was wir unserem Nervensystem zumuten.

90

Deine Atmung und deine Körperwahrnehmung zeigen dir das Tempo und die Grenzen

Unser Verstand sagt zu oft Dinge wie „Los, streng dich an, eine Pause machen wir erst später." Über Anstrengung zum Erfolg zu kommen ist ein altes, tief verinnerlichtes Muster vieler Menschen. „Viel hilft viel." „Je mehr, desto besser." „Ausruhen können wir uns später." „Erst die Arbeit, dann das Vergnügen." „Nur wer etwas leistet, ist etwas wert." „Wer sich anstrengt, wird belohnt."

Mit solchen und ähnlichen Sätzen möchte uns unser Verstand bzw. ein Ego-Anteil – zum Beispiel der innere Antreiber oder der innere Pedant – weitertreiben. Unser Verstand, der sich dieser Ego-Anteile bedient, kennt da oft kein Maß. Er setzt uns das Ziel „Erfolg" und schaltet dafür die entsprechenden Ego-Anteile an. Diese wirken dann im Extremfall wie Sklaventreiber. Nicht ohne Grund gibt es in unserer heutigen Gesellschaft kaum noch Menschen,

© Springer-Verlag GmbH Deutschland 2017
M. Ennenbach, *Inspiration in 108 Leitsätzen*,
DOI 10.1007/978-3-662-52965-2_90

die keinen Stress empfinden. Selbst auf Kinder trifft das zunehmend zu. Das Alter, ab dem Kinder über Stress klagen, sinkt kontinuierlich.

Verglichen mit unserem Verstand ist unser Körper freundlicher und nachsichtiger. Er signalisiert uns feinfühlig unsere Leistungsgrenzen und unseren Pausenbedarf und verfügt über eine große Palette an Kommunikationsmöglichkeiten. Zuerst sendet er uns sanfte Signale, aber wenn wir diese Signale partout nicht wahrnehmen möchten, greift er zu drastischeren Mitteilungen – in Form vielfältiger Symptome.

Es ist also eine recht clevere Strategie, auf unsere Körpersignale zu hören. Wenn Sie Schmerzen verspüren, sind Sie im Stressbereich. Wenn Sie nicht mehr ruhig atmen können, sind Sie im Stressbereich.

Sie können Ihre Mikropausen nutzen, um immer wieder kurz still zu werden und in den eigenen Körper hineinzulauschen – so wie ein Vater oder eine Mutter, die spät abends noch einmal an der Tür des Kinderzimmers lauschen. Schsch … Ganz still sein und lauschen. Was ist von innen zu hören? Wenn Ihr Kind nachts jammert, machen Sie doch auch nicht die Tür zu.

Nehmen Sie sich selbst ernst.

91

Wenn du etwas tust, dann tu es ganz

Es ist offensichtlich, dass wir mit dem gegenteiligen Leitsatz nicht weit kommen: Wenn wir eine notwendige Handlung nur halb ausführen, werden wir nicht den gewünschten Effekt erzielen. Es liest sich so leicht, dass wir das, was wir tun, ganz tun sollten. Aber was bedeutet dieses „ganz"? Wenn Sie „ganz" frühstücken, bedeutet das, dass Sie Ihren Teller wirklich leer essen und den Tee bis auf den letzten Tropfen trinken?

Unser normales Handeln ist häufig von parallelen Aktionen geprägt. Dieses sogenannte Multitasking wird als Fähigkeit oft hoch bewertet. Sicherlich bewältigen wir mit dieser Fähigkeit in unserem geschäftigen Alltag viele Dinge in kurzer Zeit. Doch wenn wir dann auf so einen Tag zurückblicken, erscheint er uns oft anstrengend und wie ein einziger schneller Fluss. Unsere einzelnen Aktionen gehen darin unter, verlaufen unbewusst und auf der Basis

© Springer-Verlag GmbH Deutschland 2017

M. Ennenbach, *Inspiration in 108 Leitsätzen,*

DOI 10.1007/978-3-662-52965-2_91

von Gewohnheitsmustern. Sie sind außerdem gekennzeichnet durch stetes Weitereilen: Wir erledigen vielleicht gerade Aufräumarbeiten, sind aber gedanklich schon bei der nächsten Aufgabe. Wir frühstücken und denken dabei an das anstehende Einkaufen, während des Einkaufs denken wir bereits ans Kochen usw.

Wir sind immer schon einen Schritt weiter.

Das heilsame Gegenmittel besteht darin, sich dessen bewusst zu werden, was wir jetzt gerade tun. Es ist, als hätten wir einen dicken Fisch an der Angel. Dieser Fisch verkörpert unseren unsteten Geist. Mit unserer Aufmerksamkeit, dem geduldigen Versuch, uns immer wieder auf den Augenblick zu fokussieren, holen wir die Angel mit dem Fisch (unseren Geist) ein. Dieser Vergleich ist vielleicht etwas drastisch, aber er verdeutlicht, dass es einer Ausrichtung und Bündelung des Bewusstseins bedarf, eines kontrollierten Rückzugs auf uns selbst. Wir wenden uns von außen nach innen, um zumindest für eine Weile ganz bei dem sein zu können, was wir jetzt gerade tun. Die vorhandene Energie bündelt sich, und wir verfügen über mehr Konzentration. Andere Notwendigkeiten treten für den Augenblick zurück.

Daraus ergeben sich wunderbare und schier unbegrenzte Übungsmöglichkeiten: Wenn Sie spazieren gehen, versuchen Sie, vollkommen und ganz und gar spazieren zu gehen. Wenn Sie essen, versuchen Sie, vollkommen und ganz und gar zu essen. Wenn Sie arbeiten, versuchen Sie, vollkommen und ganz und gar zu arbeiten.

Es gibt allerdings ein Aber: „Vollkommen und ganz und gar" bedeutet nicht, dass Sie sich vollkommen und ganz und gar mit Ihrem Tun identifizieren und so damit eins werden, dass Sie nicht mehr bewusst sind. Der entscheidende Aspekt ist das Bewusstsein, das durchgängig wach bleibt – sonst wäre „vollkommen und ganz und gar" nur ein weiterer unbewusster Automatismus. Also bleiben Sie bewusst bei dem, was Sie vollkommen und ganz und gar tun.

92

Lerne den Hundegeist kennen

Unsere Geistestätigkeit ist ohne Geistestraining ruhelos und vor allem unkontrolliert. Für dieses Phänomen wurden schon viele Begriffe geprägt. In der östlichen Philosophie finden wir oft den Begriff „Affengeist". In Asien leben eben viele Affen. In unserem Kulturkreis gibt es mehr Hunde als Affen, also beschäftigen wir uns hier mit unserem unerzogenen Hundegeist.

Ohne Geistestraining verhält sich unser Geist wie ein unerzogener Hund: Er ist ruhelos, reizbar, leicht abzulenken, unkonzentriert und triebhaft. Bei jedem Geräusch reagiert er sofort und rennt los. Viele Menschen erfahren etwas sehr Ähnliches, wenn sie mit der Meditation beginnen, wenn sie einschlafen oder sich einfach nur entspannen möchten: Der Körper kommt zur Ruhe, aber unser Hundegeist ist rastlos und hält uns in der Anspannung.

© Springer-Verlag GmbH Deutschland 2017
M. Ennenbach, *Inspiration in 108 Leitsätzen,*
DOI 10.1007/978-3-662-52965-2_92

Diese nervenden Eigenschaften unseres Geistes können wir oft gar nicht mehr klar wahrnehmen, weil wir zu sehr abgelenkt sind. Wahrscheinlich erahnen wir unsere diesbezüglichen Schwierigkeiten und lassen deshalb Ruhemomente gar nicht erst entstehen oder lehnen sie als „langweilig" ab.

Wann waren Sie das letzte Mal allein zu Hause und haben dort in Ruhe verweilt – ohne fernzusehen, ein Buch oder eine Zeitschrift zu lesen, im Internet zu surfen, SMS zu schreiben etc.?

Wir alle vermeiden unangenehme Situationen gern. Das ist also normal. Aber wir besitzen auch die innere Veranlagung für einen anderen Umgang mit ihnen. Die Ruhe anzunehmen ist nichts, was man kann oder nicht kann, sondern etwas, das wir alle lernen können. Aber dafür müssen Sie erst einmal Kontakt aufnehmen mit Ihrem „inneren Struppi". Der schaut Sie anfangs sicher recht unwillig an. Es wird ihm gar nicht gefallen, ein Stück seiner Freiheit aufzugeben.

Hadern Sie nicht mit sich, wenn Sie Ihren verrückten inneren Hund treffen. Wir alle sind Hundebesitzer.

93

Wir können unseren Geist trainieren wie einen Hund

Nehmen Sie zuerst einmal wahr, wie unerzogen Ihr Hundegeist ist. Versuchen Sie ihn dazu zu bringen, „Sitz" zu machen und nicht zu „bellen". Versuchen Sie ihn dazu zu bringen, auf „Aus!", „Pfui" und ein paar andere einfache Anweisungen zu hören. Aber wie?

In der Regel ist unser Geist es nicht gewohnt, uns zu gehorchen. Interessant, oder? Unser Geist ist im wahrsten Sinne des Wortes überlebensnotwendig für uns, hat aber nicht gelernt, uns zu gehorchen! Was bedeutet das für unser Leben? Wahrscheinlich finden Sie das auch ein bisschen unheimlich. Aber es erklärt auch, warum wir Menschen immer wieder von einem Problem ins nächste tappen. Der Leitsatz möchte Sie dazu einladen, zu einem guten Hundebesitzer zu werden. Es liegt nämlich nie an den Hunden, wenn Probleme auftreten, sondern immer

© Springer-Verlag GmbH Deutschland 2017

M. Ennenbach, *Inspiration in 108 Leitsätzen,*

DOI 10.1007/978-3-662-52965-2_93

an den Herrchen und Frauchen, die nicht mit ihrem Hund klarkommen.

Unser Geist ist genauso lebendig wie ein Hund. Alles Lebendige unterliegt der steten Veränderung. Wir können also Veränderungen bewirken und sollten das möglichst gezielt tun. Doch zunächst müssen wir ein paar interessante, aber falsche Ansätze aus dem Weg räumen. Ein solcher Ansatz lautet: „Einem alten Hund bringt man keine neuen Kunststücke bei." Das klingt logisch, ist aber genau so falsch wie die bekannten Varianten: „Einen alten Baum verpflanzt man nicht." Oder: „Was Hänschen nicht lernt, lernt Hans nimmermehr." Tatsächlich haben sich solche alten „Weisheiten" heute als falsch herausgestellt. Die Wandlungsfähigkeit alles Lebendigen ist eine unumstößliche Tatsache. Was lebt, kann sich wandeln. Dass sich alte „Hunde" oft nicht mehr verändern, liegt daran, dass sie in Gewohnheitsmustern gefangen sind. Wenn unser Hundegeist nichts Neues mehr angeboten bekommt, dann werden seine Gewohnheitswege immer eingefahrener und damit eingleisiger.

Wer aber erkennt, dass Wandlung möglich ist, kann mit den Übungen beginnen. Zuerst geht es um eine Kontaktaufnahme, die anfangs rein beobachtend ist: Beobachten Sie Ihren Hundegeist. Oft ist es schon heilsam, wenn Ihr Hund bemerkt, dass Sie sich ihm zuwenden.

94

Nur geduldiges, liebevolles Üben erzeugt heilsame Veränderungen

Ähnlich wie in der Hundeschule kommen wir auch bei unserem Hundegeist mit der Peitsche nicht weiter. Selbst ein Dompteur in der Manege knallt nur zu Showzwecken damit. Wenn kein liebevoller Umgang möglich ist, kann keine gute Beziehung aufgebaut, kein nachhaltiger Lernvorgang angeregt werden.

Sicherlich kann uns der innere Köter manchmal fast wahnsinnig machen, wenn er an der Leine zieht, nicht stubenrein ist und an jedem anderen Hund schnüffeln will. Der Gedanke an drakonische Erziehungsmaßnahmen ist also nachvollziehbar, aber unsinnig. Ohne Liebe sind alle unsere Bemühungen sinnlos.

Ich spreche hier von einer besonderen Liebe – keiner Liebe, die beide Augen zumacht, im Gefühl schwelgt und alles erträgt. Es ist vielmehr eine Art von Elternliebe gemeint. Wir können lernen, mit uns selbst so umzugehen

© Springer-Verlag GmbH Deutschland 2017

M. Ennenbach, *Inspiration in 108 Leitsätzen,*

DOI 10.1007/978-3-662-52965-2_94

wie eine liebevolle Mutter oder ein liebevoller Vater mit dem eigenen Kind. Das ist eine Liebe, die unterstützt, aber auch Grenzen setzt, ab und zu Nein sagt und anzuspornen vermag.

Wenn Sie also beim Üben merken, dass Sie mal wieder zu abgelenkt, lustlos oder gänzlich demotiviert sind, dass irgendwelche Schmerzen oder andere Beschwerden auftreten, dann seien Sie sich selbst ein guter Vater oder eine gute Mutter. Das kann auch funktionieren, wenn Sie selbst keine guten Eltern hatten. Bemuttern und bevatern Sie sich selbst. Nur ein guter innerer Vater, eine gute innere Mutter kann mit Ihrem „Schweinehund" liebevoll, aber bestimmt in Kontakt treten.

Das ist ein weiteres schönes Beispiel für die Weisheit des Mittleren Weges: Seien Sie nicht zu streng, aber auch nicht zu lasch mit sich. Es geht um die liebevolle goldene Mitte.

95

Stabilisiere deine Übungspraxis durch regelmäßige Übungstage

Das gesamte Übungskonzept setzt sich zusammen aus zweimal täglich durchgeführten Fünf-Minuten-Übungen (Haltungs- und Atemübungen) und den sogenannten Mikropausen, die im Laufe des Tages so oft wie möglich für ein bis zwei Atemzüge praktiziert werden: kurze, aber effektive Bewusstseinsmomente, in denen Sie sich Ihrer Atmung, Ihrer Haltung und damit auch Ihrer inneren Verfassung bewusst werden können.

Für die Fünf-Minuten-Übungen sind anfangs feste Zeiten hilfreich, und für die Mikropausen sind Erinnerungshilfen nützlich (per PC oder Smartphone, Post-its, Verknüpfung mit bestimmten Routinetätigkeiten etc.). Überlegen Sie sich passende Erinnerungshilfen für Ihre Mikropausen, und legen Sie die Übungszeiten für die nächsten zwei Wochen fest.

© Springer-Verlag GmbH Deutschland 2017 **239**
M. Ennenbach, *Inspiration in 108 Leitsätzen,*
DOI 10.1007/978-3-662-52965-2_95

Ein drittes Übungselement ist der Übungstag: tatsächlich ein ganzer Tag, an dem wir uns den Übungen und damit uns selbst zuwenden. An diesem Tag bündeln wir das, was wir bis dahin schon erreichen konnten. Üblicherweise findet so ein Tag einmal im Monat statt, aber natürlich können Sie die Frequenz Ihren individuellen Bedürfnissen anpassen. Um diesen Übungstag bestmöglich zu nutzen, können Sie auf Strategien und Erfahrungswerte zurückgreifen, die über lange Jahre gesammelt wurden und sich bewährt haben. Bitte verstehen Sie diese Anregungen als Unterstützung. Es gibt keine festen Regeln, sondern nur Anregungen zum Experimentieren.

Am besten suchen Sie sich aus den folgenden Anregungen zunächst eine Auswahl für Ihren ersten eigenen Übungstag heraus, damit Sie während des Übungstages nicht mehr darüber nachdenken müssen, welchen Anregungen Sie folgen und welchen nicht. Grundsätzlich geht es um Strategien, mit denen wir alte Gewohnheitsmuster lockern und heilsame neue Möglichkeiten ergründen können:

- Heute kein Gebrauch von: Fernsehen, Internet, Telefon, Smartphone etc.
- Wenn Literatur, dann nur inspirierende und heilsame.
- Kein Alkohol oder andere Stimulanzien, die den Geist trüben.
- Maßvolles und bewusstes Essen, vegetarische Kost.
- Achtsamkeit im Denken, Reden, Handeln und Bewegen. Kein Sport.
- Nicht stehlen. Nichts einfordern. Nichts nehmen, was mir nicht gegeben wird.

- Keine sexuellen Handlungen.
- Nicht lügen, keine groben, lauten Reden oder verbale Angriffe.
- Stille Sitzmeditation und Gehmeditation im Wechsel.

Entwickeln Sie aus diesen Anregungen Ihre eigene Liste. Je mehr Aspekte Sie berücksichtigen, desto wirkungsvoller wird Ihr Übungstag.

96

Unsere Persönlichkeit ist wie ein Garten

Die menschliche Persönlichkeit ist wandelbar. Das kann gar nicht oft genug wiederholt werden. Um das nachzuvollziehen, können wir uns verdeutlichen, dass unsere Persönlichkeit sehr stark von der Funktionsweise unseres Gehirns abhängt. Dort werden unsere verschiedenen Persönlichkeitsanteile gesteuert. Als Kinder beginnen wir mit den dort vorhandenen Veranlagungen umzugehen – Veranlagungen für alle denkbaren menschlichen Eigenschaften und Verhaltensweisen. Und diese Veranlagungen funktionieren wie Samenkörner. Sie liegen gewissermaßen in der „Erde" und warten darauf, gegossen, gehegt und gepflegt, sprich: stimuliert zu werden.

So haben Sie beispielsweise wie jeder andere Mensch auch eine Veranlagung zur Musikalität. Aber wenn Ihre Eltern der Meinung waren, dass Musik nur Unfug ist und es auf Leistung, Leistung, Leistung ankommt, wird

© Springer-Verlag GmbH Deutschland 2017

M. Ennenbach, *Inspiration in 108 Leitsätzen,*

DOI 10.1007/978-3-662-52965-2_96

das Samenkorn Ihrer Musikalität nicht aufgegangen sein. Dafür ist das Samenkorn des Leistungs-Egos vermutlich umso schneller gesprossen. Es ist zum Pflänzchen geworden, dann zur Pflanze und schließlich zum Baum. Es wird Ihren inneren Garten dominieren, je mehr Sie es düngen und wässern.

Jeder unserer Persönlichkeitsanteile ist wie ein Samenkorn, das sowohl von außen als auch von innen, also durch uns selbst, kultiviert werden kann. In jüngeren Jahren sind die Außeneinflüsse sehr dominant, doch als Erwachsene werden wir zum Eigentümer unseres inneren Gartens. Wir sind für uns selbst verantwortlich. So lautet der Appell: Werde zum Gärtner deines Geistes.

Wenn in Ihrem Garten zu viel Unkraut wächst, dann können Sie dafür nicht Ihren Nachbarn verantwortlich machen. Trotzdem sitzen viele von uns untätig herum, beklagen den inneren Wildwuchs und glauben, dass es so weit gekommen ist, weil man ihnen vor langer Zeit ein Stück Land mit schlechtem Boden, das falsche Saatgut oder nicht das optimale Werkzeug gegeben hat.

Wildwuchs ist ein ganz natürliches Phänomen, wenn die menschliche Kultur fehlt. Ohne unseren Willen zum Kultivieren wächst und wuchert das, was da ist, in alle Richtungen. Einiges mag nett ausschauen, aber vieles andere bringt früher oder später Probleme.

Ein erster Schritt besteht darin, sich den eigenen Garten kritisch anzuschauen. Das erfordert ein gewisses Maß an innerer Stärke, schließlich müssen wir uns eingestehen, dass wir unseren Garten oder viele Bereiche darin vernachlässigt haben. Dass wir uns selbst vernachlässigt haben. Die erste gärtnerische Maßnahme besteht dann darin, das stachelige „Unkraut" nicht weiter zu wässern und zu dün-gen: Stoppen Sie die Wiederholung unheilsamer Gewohn-heitsmuster. Zweitens ist es wichtig, das zu hegen und zu pflegen, was wachsen soll, also nicht nur Unheilsames zu unterbinden, sondern auch gezielt Heilsames zu aktivie-ren. Wie jede Pflanze, jedes Lebewesen warten auch unsere Persönlichkeitsanteile, Verhaltensweisen und Gewohnhei-ten nur darauf, dass wir uns ihnen zuwenden.

97

Lieber öfter kurz und gut üben als gelegentlich lang und mühsam

Die gute Botschaft lautet, dass wir mit der Philosophie der kleinen Schritte zu spürbaren Veränderungen kommen und unseren Weg auf gute und sichere Weise beschreiten können. Viele von uns liebäugeln mit der Vorstellung, wie ein Olympiasieger in rasantem Lauf durchs Ziel zu gehen. Allerdings müssen Olympiasieger diesen Zielsprint nicht täglich über viele Jahrzehnte abrufen.

Nur zu oft führt uns Stress in die Anstrengung. Wenn wir dann auch noch meinen, dass wir mit Stress wieder herauskommen, machen wir einen Doppelfehler, der uns noch tiefer im Stress versinken lässt.

Wir sollten stattdessen mit kleinen, aber regelmäßigen Bemühungen beginnen. Damit üben wir mehrere Dinge zugleich: Wir erwerben Selbststeuerungskompetenzen, und wir lernen, dass wir uns nicht immer anstrengen müssen,

© Springer-Verlag GmbH Deutschland 2017
M. Ennenbach, *Inspiration in 108 Leitsätzen,*
DOI 10.1007/978-3-662-52965-2_97

um für uns Wichtiges zu verinnerlichen. Zudem ist es effektiver, mit kleinen Schritten zu beginnen. Das machen übrigens auch Leistungssportler so. Jede längere und komplexe Sequenz wird in kleine Portionen unterteilt. In kleinen Portionen lassen sich selbst schwierige Abläufe nachvollziehen, verstehen und bewältigen.

Sehen Sie es also als eine clevere Strategie, wenn Sie die Step-by-step-Methode verfolgen. Das Motto lautet: Lieber häufiger kurze, angenehme Maßnahmen als lange, angestrengte.

Konkret sei noch einmal an das Übungsprogramm erinnert, das mit zweimal fünf Minuten Haltungs- und Atemübungen täglich plus möglichst vielen Mikropausen beginnt. Die Fünf-Minuten-Übungen können durch regelmäßige Wiederholung zur heilsamen Gewohnheit werden. Wenn Sie wirklich aufrecht sitzen und voll bewusst atmen und wenn Ihr Bewusstsein immer länger bei den Übungen bleiben kann, dann sind auch fünf Minuten schon eine relativ lange Zeit. Das Bedürfnis nach einer Ausdehnung der Übungszeiten entsteht mit der Zeit meist von selbst, sollte aber immer kritisch geprüft werden – getreu dem Grundsatz: lieber weiterhin öfter kurz und gut als lang und mit dem inneren Leistungsmuster gepaart.

98

Neuroplastizität ist der Prozess, der Veränderungen ermöglicht

Nervenzellen (Neuronen) haben die Fähigkeit, abhängig von ihrer Aktivierung ihre Form (Plastik) zu verändern. Neuroplastizität ist also eine Eigenschaft unserer Nervenzellen. Und „abhängig von ihrer Aktivierung" meint die Kopplung zwischen unserem Denken, Fühlen, Handeln einerseits und den dazugehörigen Nerventätigkeiten andererseits. Jedes Denken, Fühlen und Handeln ist unmittelbar an Nerventätigkeiten gebunden und ohne sie gar nicht möglich.

Nervenzellen besitzen also die wunderbare Fähigkeit, durch stete Stimulierung, also Training, ihre Form zu ändern. Das ist nicht sehr ungewöhnlich – unser gesamter Organismus funktioniert so. Auch ein Muskel, den wir regelmäßig stimulieren, wird seine Form ändern. Selbst unsere Organe versuchen sich ständig der aktuellen Beanspruchung

© Springer-Verlag GmbH Deutschland 2017   **249**
M. Ennenbach, *Inspiration in 108 Leitsätzen*,
DOI 10.1007/978-3-662-52965-2_98

anzupassen. Das ist Lernen. Jede Struktur, ja jede Zelle lernt. Anders formuliert: Wir Menschen können nur deshalb lernen, weil unser Organismus lernfähig ist.

Gezieltes Üben kann also gezielt Veränderungen bewirken, und das auch auf struktureller physischer Ebene. Das funktioniert bei Kindern zwar etwas geschmeidiger, aber grundsätzlich ist Lernen in jedem Alter möglich. Wenn dann noch Interesse oder gar Freude mit im Spiel ist, wird in uns Dopamin freigesetzt, ein aktivierendes Lernhormon, das Lerneffekte nochmals steigert.

Weil dieser Prozess der Neuroplastizität unser ganzes Leben lang funktioniert und dauerhafte Veränderungen bewirken kann, basieren die hier vorgeschlagenen Übungen nicht auf Kurzzeiteffekten, Psychotricks oder esoterischen Glaubenssätzen, sondern auf Naturgesetzen.

99

Wir erlernen nicht primär Entspannung, sondern Selbststeuerung

Es wirkt vielleicht manchmal so, als sollten wir hauptsächlich lernen, uns zu beruhigen. Schließlich haben wir doch wohl alle mehr Stress als Ruhe im Leben. Da wäre es naheliegend, Entspannungsfähigkeit zu unserer obersten Priorität zu machen.

Doch Stress ist kein simples Überlastungsphänomen. Stress entsteht, wenn wir nicht mehr das Gefühl der Eigenkontrolle haben. Sie können viel zu tun haben, Sie können täglich lange Listen abarbeiten – das kann anstrengend sein, ist aber noch kein Stress. Der entsteht erst, wenn Sie spüren, dass Sie die Kontrolle verlieren.

Es gibt ein Tierexperiment dazu: In zwei Käfigen saß jeweils eine Ratte. Beide Ratten erhielten immer dann einen elektrischen Schlag, wenn ein Lämpchen aufgeleuchtet hatte. Im ersten Käfig gab es einen Schalter, mit dem

© Springer-Verlag GmbH Deutschland 2017
M. Ennenbach, *Inspiration in 108 Leitsätzen,*
DOI 10.1007/978-3-662-52965-2_99

die Ratte, wenn das Lämpchen aufleuchtete, den folgenden Elektroschock unterbinden konnte. So etwas lernen Ratten schnell. Im anderen Käfig fehlte dieser Schalter. Die erste Ratte musste immer auf der Hut sein, sie durfte das Lämpchen nicht übersehen. Die zweite Ratte musste nicht auf der Hut sein, denn sie konnte ja nichts am Lauf der Dinge ändern. Bei beiden Ratten wurde durchgängig das Anspannungsniveau gemessen. Die erste Ratte, die immer auf der Hut sein musste, war recht entspannt. Die zweite Ratte, die keine Möglichkeit der Kontrolle hatte, zeigte massive Stresssymptome.

Stress entsteht durch mangelnde Kontrollmöglichkeiten oder Kontrollverlust. Deshalb liegt der Fokus unseres Übens nicht auf der Entspannung, sondern auf der Selbststeuerung. Selbststeuerung bedeutet konkret, sich entweder beruhigen oder aktivieren zu können, wann und wo dies jeweils nötig ist.

100

Selbststeuerung bedeutet, dass wir uns selbst nach Bedarf aktivieren oder beruhigen können

Wir besitzen ein Steuerorgan: unser Gehirn. Es regelt und steuert unser Wahrnehmen, Denken, Fühlen, Erinnern und Handeln. Aber wer steuert das Steuerorgan?

Haben Sie nicht auch den Eindruck, dass sich das Gehirn irgendwie selbst steuert? Das würde aber bedeuten, dass ein Organ unser Leben kontrolliert. Sicherlich ist auch unsere Persönlichkeit im Gehirn angelegt, aber anscheinend vertraut uns das Steuerorgan nicht so, dass es seine Steuervorgänge zur Diskussion stellen würde. In mancher Hinsicht ist das gut so, denn viele Steuerprozesse müssen schnell ablaufen. Wenn unsere Vorfahren einen Säbelzahntiger erblickten, musste der Fluchtimpuls sofort akzeptiert und umgesetzt werden. Allerdings gibt es nicht mehr so viele Säbelzahntiger in unserem Alltag, dafür aber viele Situationen, in denen wir durchaus etwas

© Springer-Verlag GmbH Deutschland 2017
M. Ennenbach, *Inspiration in 108 Leitsätzen*,
DOI 10.1007/978-3-662-52965-2_100

Entscheidungszeit oder gar Zeit für Genuss hätten. Leider dominieren auch hier unsere meist unbewussten Gewohnheitsmuster.

Wir treffen kaum wirklich bewusste Entscheidungen, sondern folgen überwiegend automatisch unseren inneren Mustern. Es gäbe also reichlich Gelegenheit, Selbststeuerung zu üben. Schauen wir uns die Selbststeuerung einmal genauer an.

Es wäre unsinnig, wenn wir uns darauf trainieren würden, unsere Verdauung, den Herzschlag oder andere körperliche Abläufe selbst zu steuern. Sicherlich könnten wir auch diese Prozesse indirekt zu steuern lernen, aber hier anzusetzen wäre strategisch nicht sinnvoll. Doch wo setzen wir an?

Die cleverste Methode der Selbststeuerung konzentriert sich auf eine der zentralen Steuereinheiten in uns: auf den inneren Motor, das vegetative Nervensystem (VNS), das tief in unserem Gehirn angelegt ist. Hier werden die Energien für unsere Gedanken, Erinnerungen, für die Motorik, aber auch für Tätigkeit unserer Organe geregelt. Läuft der Motor zu hochtourig, verschwenden wir Energie und erleben sehr viel Anspannung, die wiederum zu geistigen Eintrübungen führt. Ist die Motorleistung gedrosselt, haben wir keinen Antrieb. Unser Alltag ist meist durch eine zu hohe Anspannung gekennzeichnet, auf die dann irgendwann ein Tief folgt, das sich genauso schlecht anfühlt. Wenn wir diese zentrale Steuereinheit kontrollieren könnten, wäre also sehr viel erreicht.

Selbststeuerung bedeutet konkret, dass wir unseren inneren Motor, das VNS, durch gezielte Haltungs- und Atemübungen je nach Bedarf entweder aktivieren oder beruhigen. Durch das Selbststeuerungstraining erwerben wir hilfreiche Ego-Kompetenzen und bewirken außerdem heilsame, nachhaltige Veränderungen im VNS. Denn alles, was wir oft genug wiederholen, führt zu strukturellen Veränderungen.

Verdeutlichen Sie sich: Selbststeuerung ist extrem wichtig und in überschaubarer Zeit erlernbar.

101

Achtsames Selbststeuerungstraining führt zu Erfahrungen von Selbstwirksamkeit

Die Wirkung von Achtsamkeit ist mittlerweile wissenschaftlich abgesichert. Heute wissen wir, dass Achtsamkeit zu einer messbaren Steigerung wichtiger Ressourcen führt. Hier sind vor allem die folgenden Wirkungen zu nennen: Steigerung von Konzentration und Gedächtnis, innerer Ruhe und Gelassenheit, Stabilisierung von Immunsystem und Kreislauf sowie Reduzierung körperlicher Verspannungen.

Achtsamkeit kann natürlich auf unterschiedliche Weise umgesetzt werden. Eine sehr effektive und strukturierte Methode ist die Achtsame Selbststeuerung (ASST), eine Kombination aus östlichen Weisheitslehren und Praxisanleitungen einerseits und westlichen Wissenschaften wie Psychologie und Neurowissenschaften andererseits. Die ASST kann außerdem relativ schnell erlernt werden.

© Springer-Verlag GmbH Deutschland 2017

M. Ennenbach, *Inspiration in 108 Leitsätzen*,

DOI 10.1007/978-3-662-52965-2_101

Die Strategien und die Methodik der ASST sind bereits in die Leitsätze eingeflossen. Ihre Basis sind Haltungs- und Atemübungen. Zunächst richtet sich die Achtsamkeit auf die rein körperliche Ebene: Haltung und Atmung werden fokussiert, aber auch eventuell vorhandene körperliche Spannungen und Beschwerden.

Danach richtet sich der Fokus auf den Bereich der Emotionen. Das ist die zweite Stufe. Wenn die vorhandenen Emotionen klar wahrgenommen werden können, ist es möglich, die erste, körperliche Ebene mit der zweiten, emotionalen Ebene in Verbindung zu bringen. Wo sind welche Emotionen im Körper spürbar, und wie verändern sie sich? Vor allem: Wie verändern sie sich, wenn wir sie nicht weiter dramatisieren, sondern lediglich achtsam beobachten?

Die dritte und letzte Stufe der ASST betrifft unsere Gedanken. Diese werden erst dann fokussiert, wenn Körper und Emotionen bereits einen „Kontrollprozess" durchlaufen haben. Diese Achtsamkeitsstrategie über die Etappen Körper, Emotionen und Gedanken vermag aus unserem „Empfindungsknäuel" eine Struktur hervorzubringen, die für mehr Ruhe und Klarheit sorgt.

Wenn Sie dieses Verfahren erlernt haben und sicher beherrschen – das dauert nur wenige Wochen –, werden Sie über eine solide Selbststeuerung verfügen und ihre heilsamen Auswirkungen spüren können.

102

Wir können weiter wachsen und uns entfalten, aber wir altern, und wir werden sterben

Wir können uns freuen, dass wir so viele Chancen haben. Unser Potenzial ist fast unerschöpflich, und wir können so vieles bewirken. Dieser Aspekt kann gar nicht deutlich genug hervorgehoben werden. Zu oft erfahren wir in unserer Umwelt Begrenzungen und werden mit „Sachzwängen" konfrontiert: „Wir würden ja gerne, aber die Mittel reichen nicht." „Es wäre schön, wenn …, aber die Spielregeln sehen das nicht vor." „Die Missstände sind eigentlich unerträglich, aber es gibt keine Lösung." Kriege und Konflikte reißen einfach nicht ab, und unsere politischen und sozialen Probleme scheinen derzeit nicht leichter lösbar als vor hundert Jahren. Anscheinend sind heilsame Veränderungen auf der sozialen Ebene nicht so leicht zu realisieren.

Auf der psychologischen Ebene haben wir es dagegen mit uns selbst zu tun. Hier sieht es ganz anders aus, was

© Springer-Verlag GmbH Deutschland 2017
M. Ennenbach, *Inspiration in 108 Leitsätzen*,
DOI 10.1007/978-3-662-52965-2_102

die Chancen auf Veränderung betrifft. Wir selbst tragen die Verantwortung für uns. Wir sind wandelbar und verfügen zudem über ein reiches Potenzial. Eigenartigerweise haben viele Menschen einen viel schärferen Blick für die eigenen Defizite als für die eigenen Ressourcen. Eine Potenzialanalyse kann deshalb eine gute Starthilfe sein. Wir können uns klar darüber werden, dass alles, was Menschen je an Eigenschaften hervorbringen konnten, als Veranlagung auch in uns steckt. Alles ist bereits da und wartet nur darauf, von uns „wachgeküsst" zu werden.

Diese heilsame Vision basiert auf gesicherten wissenschaftlichen Erkenntnissen. Entfalten Sie diese Vision für sich. Gestalten Sie sie so konkret und exakt wie möglich. Erschaffen Sie Ihr Bild von sich … Und dann schlüpfen Sie still und heimlich immer mehr in dieses Bild hinein, um das zu sein, was Sie werden möchten.

Doch es gibt natürliche Grenzen des Wachstums, und es gibt ein Ende. Alles Lebendige stirbt. Das ist natürlich. Wir wissen darum. Und deshalb ist es notwendig, dass wir uns frühzeitig darauf vorbereiten. Das Wissen um unsere Sterblichkeit gehört zum Bewusstsein des Wachsens und der Entfaltung, denn es zeigt uns unsere Grenzen – und die Notwendigkeit und den Wert unseres Übens.

103

Der Tod existiert

Wir sitzen in unserem Lebenszug, der uns unaufhaltsam zu unserer Beerdigung bringt.

Manchmal ist es wichtig, Wahrheiten überdeutlich zu formulieren, damit sie wahrnehmbar werden. Und es gibt Wahrheiten, denen wir wirklich Gehör schenken sollten, weil sie von großer Bedeutung für unser Leben sind. Tatsächlich ist die Wahrheit über unsere Vergänglichkeit für unser Leben hilfreich und heilsam, aber sie stößt in uns auf einige innere Hindernisse und mächtige Schutzmechanismen. Weil alle fühlenden Wesen Schmerzliches zu meiden versuchen, verfügen wir über sehr viele bewusste und unbewusste Abwehrmechanismen, die wir uns im Laufe des Erwachsenwerdens angeeignet haben, zum Beispiel Verdrängung, Verleugnung, Abspaltung, Verdrehung ins Gegenteil etc.

© Springer-Verlag GmbH Deutschland 2017 **261**
M. Ennenbach, *Inspiration in 108 Leitsätzen,*
DOI 10.1007/978-3-662-52965-2_103

Wenn Sie festgestellt haben, dass Ihre Ego-Struktur noch schwach ist, wenn Sie also kein gutes Selbstbild besitzen, dünnhäutig sind oder Ihr Selbstwertempfinden gelitten hat, dann sollten Sie sich noch nicht eingehender mit Ihrer Vergänglichkeit beschäftigen. Verschieben Sie es, aber verdrängen Sie es nicht ganz.

Es ist leichter, sich diesem Thema zu öffnen, wenn man über eine ausreichende innere Stärke verfügt. Wenn Sie das so empfinden, stimmen Sie vielleicht der folgenden Aussage zu: Wenn morgen alles zu Ende wäre, erhielte der heutige Tag einen hohen Wert. Das klingt logisch. Vergänglichkeit ist also direkt an den Wert gekoppelt. Das Gewahrsein unserer Vergänglichkeit ist daher eine kraftvolle Lebensquelle, denn das Wissen um unsere Sterblichkeit ist gleichbedeutend mit dem Wissen um die Kostbarkeit des Lebens, konkret: des gegenwärtigen Augenblicks.

Es ist eine sehr anspruchsvolle Übung, sich der eigenen Vergänglichkeit durchgehend bewusst zu sein und nicht depressiv abzutauchen, sondern den Augenblick im vollen Bewusstsein dieser Sachlage zu betrachten. Viele Konflikte verlieren sofort ihre Bedeutung, und schöne Momente gewinnen an Intensität.

104

Alles unterliegt dem Prinzip von Ursache und Wirkung

Ein Naturgesetz besagt, dass alles in unserer Welt dem Prinzip von Ursache und Wirkung unterliegt. Für jede Wirkung muss es eine Ursache geben, und wenn eine Ursache zu erkennen ist, dann wird es unweigerlich Wirkungen geben.

Dieses Naturgesetz liefert uns eine sichere Grundlage für unseren Übungsweg. Schließlich werden wir als vernunftbegabte Wesen immer nach den möglichen Wirkungen fragen: „Was bringt das?" „Wird es wirklich funktionieren?" „Werden meine Übungen Wirkung zeigen?" Das sind wichtige Gedanken, die unsere Erwartungen betreffen und damit einen Teil der Ergebnisse schon vorwegnehmen.

Da wir uns sicher sein können, dass Ursachen immer Wirkungen hervorbringen, müssen wir uns eigentlich nur noch fragen, wie wir am geschicktesten Ursachen

© Springer-Verlag GmbH Deutschland 2017

M. Ennenbach, *Inspiration in 108 Leitsätzen,*

DOI 10.1007/978-3-662-52965-2_104

platzieren. Aufgrund des Prinzips von Ursache und Wirkung wird zwar ausnahmslos jede Ursache, also auch jede unserer Verhaltensweisen, eine Wirkung hervorbringen. Dieser Sachverhalt wird oft unterschätzt. Oft verhalten wir uns so, als würde unser Tun einfach in der Zeit verpuffen, nach dem Motto: Wenn es niemand sieht, hat es auch keine Konsequenzen. Das ist ein folgenschwerer Irrtum, denn zum einen ist diese Kurzsichtigkeit wieder Ursache für weitere Wirkungsketten, die sich zu Teufelskreisen entwickeln können, und zum anderen werden dadurch unheilsame Ego-Anteile gestärkt. So kann zum Beispiel Ignoranz immer weiter wachsen. Wir werfen Müll einfach auf die Straße, weil es ja gerade niemand sieht. Ist doch egal. Dieser innere Satz („Ist doch egal") wird sich mit jeder Wiederholung festigen. So entstehen aus kleinen Gedanken und Handlungen mit der Zeit feste Gewohnheitsmuster, ja sogar Persönlichkeitsanteile, die dominant werden können. Ist doch egal? Nein, Sie werden sich in eine Richtung entwickeln, die weder Ihnen noch den Ihnen nahestehenden Menschen egal sein wird.

Wenn wir uns also darüber klar werden, dass wirklich jede unserer Aktionen, selbst unsere Gedanken, ja sogar unser Nichthandeln Auswirkungen haben wird, können wir vielleicht mehr Verantwortung übernehmen.

105

Jede unserer Regungen bringt Wirkungen hervor

Alles, was wir tun und nicht tun, alles, was wir denken und nicht denken, jede unserer Regungen und jede Unterdrückung einer Regungen bringt eine Wirkung hervor. Es ist also unmöglich, zu leben und keine Wirkungen zu erzeugen. Jeder Gedanke, jeder Atemzug erzeugt Wirkungen. Manchmal entstehen Wirkungen erst zeitverzögert oder im Verborgenen, und oft bauen sie sich als kleine Bausteine zu immer größeren Wirkungen zusammen, sodass wir Zusammenhänge nicht oder erst sehr spät bemerken: Wir reagieren beispielsweise ungehalten auf etwas, und unser Gegenüber nimmt das auf und ändert sein Verhalten in der nächsten Situation. Davon sind dann weitere Menschen betroffen, und so setzen sich Ursachen fort, so wie ein Stein, den wir ins Wasser werfen, Kreise zieht.

© Springer-Verlag GmbH Deutschland 2017 **265**
M. Ennenbach, *Inspiration in 108 Leitsätzen,*
DOI 10.1007/978-3-662-52965-2_105

Früher wurden Ursachen als Ketten angesehen: A bewirkt B, B bewirkt C, C bewirkt D. Dann wandelte sich das wissenschaftliche Leitbild in ein eher „systemisches": A hat Einfluss auf B und D; B hat Einfluss auf A und C; D hat Einfluss auf A und G. Dieses systemische Bild der Vernetzung wurde noch weiter verfeinert, und so entstand die Chaostheorie. Diese zeigt uns unter anderem, dass viele unscheinbare, fast unsichtbare Mikroeinflüsse A so beeinflussen können, dass A sich zu verändern beginnt und auf B und D einwirkt, obwohl wir keine offensichtliche Ursache erkennen können, die A dazu gebracht hat. Es können also Wirkungen sichtbar werden, die nicht sofort ihre Ursachen offenbaren. Dennoch waren Ursachen am Werke. So wird verständlich, dass selbst kleinste Impulse im Laufe der Zeit große Effekte erzielen können. Denken Sie an eine lange Schiffsreise, bei der der Steuermann sich bei der Kursbestimmung nur um ein Grad irrt …

Nun können wir uns auf die Suche nach effektiven Wirkungslinien machen. Welche unserer Aktionen können eine wünschenswerte Wirkung erzeugen? Wenn wir andere Wirkungen möchten, dann müssen wir gezielt für entsprechende Ursachen, also Vorbedingungen, sorgen. Seien Sie sich sicher: Ihr Denken und Handeln hat immer eine Wirkung.

106

Unsere Gedanken sind nicht frei, denn sie verursachen vielfältige Wirkungen

Es ist sehr lohnenswert, diesen Sachverhalt zu ergründen, denn dadurch erfahren wir, warum das Geistestraining so wichtig ist. Unsere Gedanken erzeugen tatsächlich vielfältige Wirkungen. Sie färben und trüben oft unsere Sicht auf die Welt und führen zu Handlungen. Zudem verändern sie sogar Prozesse in unserem Organismus. Unsere Gedanken sollten deshalb nicht einfach ohne Bedacht freigelassen werden.

Machen Sie doch einmal ein einfaches Selbstexperiment: Stellen Sie sich so hin, dass Sie um sich herum etwas Platz haben. Beide Füße stehen fest auf dem Boden und sollten bei dieser Übung nicht bewegt werden. Dann heben Sie beide Arme, bis sie parallel zum Boden sind. Drehen Sie sich nun vorsichtig und langsam, so weit Sie können, in eine Richtung. Gehen Sie dabei bitte nicht über den Spannungsschmerz hinaus. Wenn es nicht mehr weitergeht,

© Springer-Verlag GmbH Deutschland 2017
M. Ennenbach, *Inspiration in 108 Leitsätzen,*
DOI 10.1007/978-3-662-52965-2_106

zeigen Sie auf die Stelle und merken Sie sie sich. Dann drehen Sie sich in die Ausgangsposition zurück, lassen die Arme wieder sinken und schließen die Augen.

Nun stellen Sie sich vor, dass Sie sich wieder in die gleiche Richtung drehen, während Ihr Körper völlig still stehen bleibt. Spüren Sie die körperliche Spannung. Halten Sie die Spannung. Nehmen Sie sie wahr. Dann drehen Sie sich gedanklich wieder in die Ausgangsposition zurück. Verharren Sie einen kurzen Augenblick, und dann wiederholen Sie die gedankliche Drehung noch dreimal.

Danach öffnen Sie die Augen, heben Ihre Arme und drehen sich wieder in dieselbe Richtung. Registrieren Sie, wie weit Sie sich jetzt drehen können.

Fast alle, die diesen Versuch unternehmen, berichten, dass sie sich deutlich weiter drehen konnten als beim ersten Mal. Die bloße Vorstellung hat also etwas bewirkt. Oder genauer: Ihre Gedanken in Form von Selbstinstruktionen haben eine Veränderung in Ihrem Körper erzeugt.

Gedanken sind eben nicht frei. Selbst Gedanken haben eine Wirkung. Achten Sie also auf Ihren Gedankenfluss. Das Schwelgen in Rachefantasien, Grübelstunden, die unablässige Beschäftigung mit dem inneren Frust etc. – all dies stellt Ursachen für garantierte Wirkungen dar.

Beruhigen Sie zuerst Ihren Körper und dadurch Ihren Geist. Das ist erlernbar.

107

Lieber in die Tiefe als in die Breite gehen

Auch wenn die Leitsätze in ihrer Anzahl einigermaßen überschaubar sein mögen: Ihre Inhalte bieten sehr viele Ansatzmöglichkeiten. Vielleicht haben Sie sich einiges markiert und versuchen nun, die entsprechenden Leitsätze umzusetzen. An dieser Stelle möchte ich Ihnen die Anregung aus dem Vorwort noch einmal ans Herz legen, sich nicht zu überlasten und nicht alles auf einmal umsetzen zu wollen. Greifen Sie sich zunächst einige wenige Aspekte heraus, die Sie angesprochen haben, fragen Sie sich selbstkritisch, warum gerade diese Sätze Ihr Interesse geweckt haben, und dann vertiefen Sie sich in diese Aspekte.

Versuchen Sie nicht, alles sofort in sich aufzunehmen. Das wäre eine schwere Kost. Nehmen Sie sich lieber jeden Tag oder auch jede Woche einen Leitsatz vor, dem Sie bis in seine Tiefen folgen, statt allem in der Breite nachzugehen.

© Springer-Verlag GmbH Deutschland 2017
M. Ennenbach, *Inspiration in 108 Leitsätzen*,
DOI 10.1007/978-3-662-52965-2_107

Hegen Sie keinen falschen Ehrgeiz. Machen Sie sich bewusst, welcher Ihrer Ego-Anteile das Kommando übernehmen möchte. Ist es noch der innere Interessierte oder doch eher der innere Leistungsdenker, der Sie immer weitertreibt, aber nicht immer tiefer in die „Materie" eintauchen lässt?

Es ist besser, einige wenige heilsame Maßnahmen zu vertiefen, als alles nur zu touchieren.

108

Wenn du unsicher bist, an welcher Stelle du beginnen sollst: Es ist dein Körper!

Natürlich ist es ratsam, mit dem ersten Leitsatz zu beginnen und die ersten Schritte kennenzulernen. Die ersten Leitsätze liefern ein gutes Fundament. Danach können Sie auch gerne Leitsätze überspringen und Ihre „Favoriten" vertiefen.

Wenn Sie jedoch das Buch zuklappen und noch nicht so viele Erfahrungen damit machen konnten, sind Sie womöglich verunsichert und fragen sich, welcher Schritt als Erstes zu wagen wäre und an welcher Stelle genau Sie zu üben beginnen sollten.

Dafür gibt es eine einfache Grundregel: Beginnen Sie immer auf der Körperebene. Auch wenn drängende Entscheidungen anstehen, sorgenvolle Fragen oder Grübeleien Ihr Denken beherrschen oder heftige Emotionen spürbar sind: Wir beginnen immer mit dem Körper.

© Springer-Verlag GmbH Deutschland 2017
M. Ennenbach, *Inspiration in 108 Leitsätzen,*
DOI 10.1007/978-3-662-52965-2_108

Sorgen Sie zuerst für Ihre körperliche Unversehrtheit und alle anderen körperlichen Belange. Übertreiben Sie dabei nicht. Es geht um *Achtsamkeit für,* nicht um *Anhaftung an* unseren Körper. Dazu gehört die Fähigkeit, sich aufzurichten, bewusst eine gute Körperhaltung einzunehmen und sich dann durch Aktivatmung zu aktivieren oder durch Bauchatmung zu beruhigen. Dieser scheinbar simple, aber zutiefst heilsame Prozess bildet unser psychosomatisches Fundament und ist damit die „Startrampe" für alle weiteren Vorhaben.